U0177115

『十三五』國家重點圖書出版規劃項目

GUOJIA TUSHUGUAN CANG ZHONGYI GAO-CHAOBEN JINGCUI

國家圖書館藏中醫稿抄本精粹

張志斌　鄭金生　主編

9

廣西師範大學出版社
GUANGXI NORMAL UNIVERSITY PRESS
· 桂林 ·

第九册目録

〔一〕 底本及弘治本正文均將其置於「會州白藥」之後，未另提行，今據原目錄改。

三

御製本草品彙精要（三）

石之石

石蟹 無毒 土生

石蟹以水煮汁飲之主淋有効婦人難產

兩手各把一枚立驗所錄 名醫所錄

本草品彙精要 卷之二 玉石部 三五

三

地 圖經曰出零陵郡今永州祁陽縣江
傍沙灘上有之形似蛤而小其實石
也或云生山洞中因雷雨則飛出墮
於沙上而化爲石未審的否 唐本注
云 俗云因雷雨則從石穴中出隨雨
飛墮者妄也惟永州祁陽縣西北百
一十五里土岡上掘深丈餘取之形
似蚶而小堅重如石是也 衍義曰今
人用者如蜆蛤之狀色如土堅重則
石也既無羽翼焉能自石穴中飛出
何故只墮沙灘上此說近妄唐本注
永州土岡上掘深丈餘取之形似蚶
而小石則此自是也
一物餘說不可取也

時 生無時 採無時

四

主	臭	氣	性	味	色	質	收
催生明目	腥	氣之薄者陽中之陰	凉	淡	青白	類蚶而小	洗刷去泥土

製　研細水飛過用

冶療　圖經曰　能催生令產婦兩手各握

一枚須臾子則下別錄云療久患

腸風痔瘻一二十年不瘥面色虛

黃飲食無味及患臟腑損多患

泄瀉暑月常瀉不止及諸般淋瀝

火患消渴婦人月候淋濁赤白帶

下多年不瘥應是臟腑諸疾皆主

之用石薺淨洗刷去泥土收之右

每日空心取一枚於堅硬無油甆

器內以溫水磨之如彈丸大者

一筒分三服大小以此爲準晚食

更一服若欲作散杵羅爲末以甆

石吸去杵頭鐵屑後更入乳鉢內

研細水飛過取白汁如泔乳者澄

倉

合水牛鼻和煑飲之止消渴〇以二
七枚和五味炒令熟合酒一升浸三
日即每夜卧時隨性飲一兩盞甚能
補益能喫食令人健力〇爲末不計
特候合葱白湯調服半錢療傷寒小
腹脹滿小便不通〇以七枚搗如黍
米粒同拌令匀分作七貼每一貼用水
粒大合新桑根白皮三兩剉如豆
一盞煎取七分去滓於空
心午前各一服治淋瀝

去水曝乾每服半錢至一錢清飯
飲調下溫水亦得此藥偏治久年
腸風痔須常服勿令歇
服至一月諸疾皆愈

漿水

漿水主調中引氣宣和強力通關開胃止渴霍亂洩痢消宿食宜作粥薄暮啜之解

煩去睡，調理腑臟。粟米新熟白花者佳，煎
令酸，止嘔噦。白人膚體，如繒帛，爲其常用，
故人不齒其功。水漿至冷，婦人懷妊不可
食之，食譜所忌也。

名醫所錄

謹按作漿水之法，於清明日用倉黄
粟米一升，淘淨下鍋內，以水四斗入
酒一鍾，煎至米開花爲度，後將柳枝
截短一大把，先內鐺中，然後貯漿水
於內，以苧布封口，使出熱氣，每日用
柳條攪一次，如用去旋加米湯，仍前
攪用之

收	色	味	性	氣	臭	主	倉
甕罈盛貯	青白	甘酸	溫緩	氣厚味薄陽中之陰	腥	除霍亂止消渴	去黑子方夜以暖漿水洗面用布揩令黑子赤痛水研白檀香取濃汁以

塗之且又以漿水洗面仍用鷹糞傅

上劾○合鹽少許熱漬之療手指腫

冷卽易之○漿水稍醋味者合乾薑

屑煎呷之治人霍亂頗有神劾及夏

月腹肚不調者並痠○酸漿水

合水少許頓服令孕婦易產

妊娠不得食漿水粥令兒骨瘦不成

禁 人

忌 勿與李實同食令人霍亂吐利

井華水 毒無

井華水

井華水主人九竅大驚出血以水噀面亦
主口臭正朝含之吐棄厠下數度即差又
令好顏色和朱砂服之又堪煉諸藥石投
酒醋令不腐洗目膚瞖及酒後熱痢所錄 名醫

謹按此水乃平旦第一汲者取其清
冷澄澈靜而不動得純陰之氣故療
疾與諸水有異不爾非謂之井華水
也水體雖屬陰汲而動之則不得純
陰之性其性既失療疾欲神不可得
也憶前人取義深遠於斯可見矣

収　甕器貯之

用　平旦第一汲者

色　白

味　甘

性　平寒

氣　味厚氣薄陰也

臭　朽

主　解熱毒

治　療別錄云　眼睛無故突出者以新汲
水頻易灌漬睛上其睛自入又療
馬汗及毛入人瘡腫毒熱痛入腹
以冷水浸瘡數易飲好酒立愈
以新汲水合蜜飲之治心悶汗出不識

倉　人

菊花水　無毒

菊花水主除風補衰久服不老令人好顏

色肥健益陽道溫中去痼疾

名醫所錄

圖經曰 出南陽酈縣北潭水其源悉

地 芳菊生被崖水爲菊味盛洪之荆州

菊花水

記云酈縣菊水太尉胡廣久患風羸
常汲飲此水後疾遂瘳此菊甘美廣
後收此菊實播之京師處處傳植抱
朴子云南陽酈縣山中有甘谷水所
以甘者云谷上左右皆生甘菊花墮
其中歷世彌久故水味爲變其臨此
谷中居民皆不穿井悉食甘谷水無
不壽考故司空王暢太尉劉寬太傅
袁隗皆爲南陽太守每到官常使酈
縣月送甘谷水四十斛以爲飲食此
諸公多患風痹及眩冒皆得愈衍義
曰菊花水本條言南陽酈縣北潭水
其源悉芳菊生被崖水爲菊味此說
甚怪且菊生於浮土上根者不過
尺百花之中此特淺露水泉莫非深
遠而來況菊根亦無香其花當九月

十月間止開三兩旬中焉得香入水
也若因花而香其無花之月合如何
也殊不詳水自有甘淡鹹苦焉知無
有菊味者嘗官於水躍間沿幹至洪
門北山下古渠中泉水清澈眾官酌
而飲其味與惠山泉水等亦微香世
皆未知之烹茶尤相宜由是知泉脈
如此非緣浮土上所生菊能變泉味
博識之士
宜細詳之

時〔生〕無時〔採〕無時

色　白

味　甘

性 溫緩

氣 氣厚於味陽中之陰

臭 香

主 風痺

地漿 毒無

地漿

地漿主解中毒煩悶 名醫所錄

地 陶隱居云 此掘地作坎以水沃其中
攪令渾濁俄頃取之以解中諸毒山
中有毒菌人不識煮食之無不死又
楓樹菌食之令人笑不止惟飲此漿
皆差餘藥不能救矣

色	味	性	氣	臭	主	解
土黄	甘	平寒	氣之薄者陽中之陰	腥	熱渴心悶	中諸毒及食生肉中毒

臘雪 無毒 附霜

臘雪

臘雪主解一切毒治天行時氣温疫小兒

玉石部

四

二

熱癲狂啼大人丹石發動酒後暴熱黃疸

仍小溫服之　名醫所錄

謹按大寒節後而雨雪謂之臘雪時

當陽氣潛伏寒令大行其花六出乃

禀純陰之數故能治一切瘟熱之疾

及淹藏果實經年不壞其春雪則易

生蟲水亦易敗前人故不

收用臘雪之功斯可見矣

收	磁器收貯
色	白
味	甘

性　冷緩

氣　味厚於氣陰也

臭　朽

主　疫癧熱病

倉　霜合蚌粉傅治暑月汗漬腋下赤腫
　　及痱瘡

泉水　無毒

水泉

洗漆瘡射癰腫令散火服却温調中下熱

泉水主消渴反胃熱痢熱淋小便赤澀兼

氣利小便並宜多飲之

名醫所錄

地

謹按水稟壬癸乃天一所生若穴沙
石而出者謂之泉水爾雅云一見一
吾爲濫泉正出出爲濫泉下出爲沃
仄出爲氿泉此皆泉水發源之名也
亦有鑿地取水曰井井冽寒泉是也其
所謂改邑不改井井夫井亦泉耳易
皆得陰寒之性具體玄潔潤下故有
療熱解毒之功若男女心腹有疾取
新汲者互相授受飲之得陰陽從治
之義朧日以椒投井而飲水亦歲旦
屠蘇之意爾用者當以類分可也

時
採無時

生
生無時

用 新汲者

味 甘

性 平寒、

氣 味厚於氣陰也

臭 朽

主 解煩渴消瘡腫

治 療別錄云患心腹冷病者若男子病
令女人以一杯與飲女子病令男
子以一杯與飲又主食魚肉爲骨
所鯁取一杯水合口向水張口取

半天河 無毒

禁

水氣鯁當自下及人忽被墜損腸

出以冷水噴之令身噤腸自入也

又臕日夜令人持椒井傍母與

人語內椒井中服此水去瘟氣

不用停污濁暖非直無効固亦損人

半天河主鬼疰狂邪氣惡毒

半天河

半天河主鬼疰狂邪氣惡毒所錄　名醫

謹按此水乃天澤水也由雨貯於高
樹穴中及竹籬頭上葢禀乾陽之氣

謂之半天河故能鎮心殺鬼也若諸
水聚於地者得坤陰之性治療於此
有別用之當各
適其宜可也

用	時						
	採	生					
水	無時	無時					

色 白

性 微寒、

氣 氣之薄者陽中之陰

玉 殺鬼精除邪氣

玉石部

治

[療]陶隱居云洗諸瘡用之 [藥性論云]
能殺鬼精恍惚妄語勿令知之與
飲癰 [日華子云]主蠱毒 [陳藏器云]
在槐樹穴間者療諸風及惡瘡風
瘑疥癬亦温取洗諸瘡 [別錄云]身體
白駮取樹木孔中水洗之搗桂屑
唾和傅駮上日三白駮者
浸淫漸長似癬但無瘡也

熱湯
無毒附繰絲湯
麻沸湯燖豬湯

熱湯主忤死先以衣三重藉忤死人腹上
乃取銅器若瓦器盛湯著衣上湯冷者去

玉石部

衣大冷者換湯卽愈又霍亂手足轉筋以

銅器若瓦器盛湯熨之亦可令蹋器使腳

底熱徹亦可以湯酹之冷則易用醋煮湯

更良煮蓼子及吳茱萸汁亦好以綿絮及

破氈襯腳以湯淋之貴在熱徹又纏絲湯

無毒主蛔蟲熱取一盞服之此煮繭汁爲

其殺蟲故也又燖豬湯無毒主産後血刺

心痛欲死取一盞溫服之　名醫所錄

謹按水經火煎作沸者謂之湯也衍
義曰助陽氣通經絡用以熨治風冷
氣痹等疾正合內經所謂寒因熱用
之意抑考朱丹溪云繰絲湯屬火有
陰之用能瀉膀胱水中相火使清氣
上朝於口而止消渴也又成無己云
瀉心湯用麻沸湯漬服者取其氣薄
而洩虛熱也觀此厥有旨矣用者審
之

治

療陳藏器云 凡初覺傷寒三日內但
取熱湯飲之候吐則止可飲一二
升隨吐汗出瘥重者亦減半又凍
瘡不瘥者熱湯洗之効 衍義曰 熱
湯助陽氣行經絡患風冷氣痹人
多以湯渫脚至膝上厚覆使汗出

本草品彙精要 卷二 玉石部

三三

周身然別有藥亦終假湯氣而行
也四時暴洩痢四肢冷臍腹疼深
湯中坐浸至腹上頻作生陽佐
藥無速於此虛寒人始坐湯中必
戰仍常令人伺守可也 別錄云 風
疾數年不效者掘坑令患者解衣
坐於坑內遂以熱湯上淋
之良久復以簞蓋之癢

石之土

白堊　毒無　　　土生

白堊

白堊烏恪切出

神農本經主女子寒熱癥瘕月閉積

聚以上朱字陰腫痛漏下無子洩痢黑字

神農本經

名醫

所錄

名 白善土

地（圖經曰）生邯鄲山谷及始興與小桂縣
　　晉陽鄉有白善今處處有之郎畫家
　　所用者多而且賤醫方亦稀用之又
　　云大次之山其陽多堊又北山經天
　　池之山其中多黃堊及中山經蔇藭
　　之山其中有大谷多白黑青黃堊汪
　　云言有雜色之堊也然堊有五色入
　　藥惟白者佳（衍義曰）白堊郎白善土
　　京師謂白土子截成
　　方寸段醫以浣衣也

特　生　無時
　　採　無時

用　白者為佳

色　白

味 苦辛

性 温洩

氣 氣厚味薄陽中之陰

臭 朽

主 破癥瘕止洩痢

製 〔雷公云〕入藥勿用邑青并底白者凡
使先擣細三度篩過入鉢中研之然
後將鹽湯飛過晾乾每修事白至二
兩用白鹽一分投於斗水中用銅器
物內沸十餘沸然後水飛過白
至免結澀人腸也或入藥燒用

治療藥性論云調女子血結月候不通
能澀腸止痢溫暖日華子云止瀉
痢痔瘻洩精女子子宮冷
男子水臟冷鼻洪吐血
合王瓜等分為末湯調二錢服療頭

倉痛

禁不入湯火服傷五臟令人羸瘦

贗白礜為贗

木之土

冬灰

灰　無毒附荻灰桑薪

灰　青蒿灰秤灰

冬灰

冬灰主黑子去肬音尤息肉疽蝕疥瘙神農本經

名

藜灰

地

圖經曰出方谷川澤郇今浣衣黃灰爾燒諸蒿藜積聚鍊作之性甚烈又荻灰尤烈欲銷黑痣肬贅取此三種灰和水蒸以點之即去不可廣用爛

人皮肉 [唐本注云] 桑薪灰最入藥用

療黑子肬贅功勝冬灰用煑小豆大

下水腫然冬灰本是藜灰餘草不眞

又有青蒿灰燒蒿作之柃灰燒木葉

作之並入染用亦堪蝕惡肉柃一作

苓字 [衍義曰] 冬灰諸家止解灰而不

解冬亦其闕也諸灰一烘而成惟冬

灰則經三四月方徹鑪此灰既朝夕

燒灼其力得不全燥烈乎又體益重

今一蘫而成者火力爲劣其體則輕

故不及冬灰也若古緊面少容方中

用九燒益母灰蓋取此義爾諸方中

用桑灰自合依本法

既用冬灰則須爾

經冬三月者佳

色	味	性	氣	臭	主	治	倉
青白	辛	微溫散	氣之厚者陽也	朽	去黑子蝕惡肉	療陳藏器云桑灰去風血癥瘕塊及水癥淋取釀汁作飲服三五升餅爐中灰細羅脂麻油調療湯火灼	以羽掃不得着水仍避風○桑灰汁

合鼈一頭治如食法同煎如泥和諸

癥瘕藥重煎堪丸衆手捻成日服十

五丸療癥瘕疣

癖無不瘥者

水之木

青琅玕 無毒附瑠璃玻瓈 石生

青琅玕

青琅玕 本經

出神農 主身癢火瘡癰傷疥瘙死

肌 神農本經 白禿侵淫在皮膚中煑煉服

以上朱字

之起陰氣可化爲丹 名醫所錄 以上黑字

名 石珠 青珠

地 圖經曰 青琅玕生蜀郡平澤及嶲

州西烏白蠻中于闐國蘇恭云琅玕

乃有數種是瑠璃之類火齊寶也火

齊珠名琅玕五色惟青者入藥爲勝

秘書中有異魚圖載琅玕青色生海

中云海人於海底以網挂得之初出

水紅色久則青黑枝柯似珊瑚而上

有孔竅如蟲蛀擊之有金石之聲爾

玉石部

雅云西北之美者有崑崙墟之璆琳

琅玕焉孔安國郭璞皆以為石之似

珠者山海經云崑崙山有琅玕若然

是石之美者明瑩若珠之色而其狀

森植爾大抵古人謂石之美者多謂

之珠廣雅謂瑠璃珊瑚皆珠也故本

經一名青珠亦此義也抑考之琅玕

出海中以其色瑩如珠故蘇云瑠璃

火齊之類非瑠璃也蓋瑠璃火成

人為之物則天然成者其不同也

明矣況皇極經世云水之木珊瑚之

類正此是也蓋珱瑰之物山海谷俱

【産】焉

【時】【生】無時
　【採】無時

臺

四四

質	類珊瑚色青而有孔
色	青白
味	辛
性	平散
氣	氣之薄者陽中之陰
臭	朽
主	火瘡止癢
助	得水銀良

反　畏雞骨

治　療 日華子云 玻璃安心止驚悸明目
　磨醫瘴 陳藏器云 瑠璃主身熱目
　赤以水浸
　冷熨之

解　殺錫毒

二十種陳藏器餘

玉井水味甘平無毒久服神仙令人體潤

毛髮不白出諸有玉處山谷水泉皆有猶

潤於草木何況於人乎夫人有髮毛如山

之草木故山有玉而草木潤身有玉而毛

髮黑異類云崑崙山有一石柱柱上露盤

盤上有玉水溜下土人得一合服之與天

地同年又太華山有玉水人得服之長生

玉旣重寶水又靈長故能延生之望今人

近山多壽者豈非玉石之津乎故引水爲

玉證

碧海水味鹹小温有小毒煮浴去風瘙疥

癬飲一合吐下宿食臚脹夜行海中撥之

有火星者鹹水色既碧故云碧海東方朔

十洲記云

秋露水味甘平無毒在百草頭者愈百疾

止消渴令人身輕不饑肌肉悅澤亦有化

雲母成粉朝露未晞特拂取之栢葉上露

主明目百花上露令人好顏邑露即一般

所在有異主療不同

甘露水味甘美無毒食之潤五臟長年不
饑神仙緣是感應天降祐兆人也
繁露水是秋露繁濃時也作盤以收之煎
令稠可食之延年不饑五月五日取露草
一百種陰乾燒爲灰和井華水重煉令白
酸醋爲餅腋下挾之乾即易主腋氣臭當
抽一身間瘡出即以小便洗之續齊諧記
云司農鄧沼八月朝入華山見一童子以

五綵囊承取栢葉下露露皆如珠云赤松

先生取以明目今人八月朝朝作露華明

像此也漢武帝時有吉雲國有吉雲草食

之不死日照草木有露著皆五邑東方朔

得立露青黃二露各盛五合帝賜群臣老

者皆少病者皆除東方朔日日初出處露

皆如糖可食漢武帝洞冥記所載今時人

煎露亦如糖久服不饑呂氏春秋云水之

美者有三危之露爲水卽味重於水也

六天氣服之令人不饑長年美顏色人有

急難阻絕之處用之如龜蛇服氣不死陽

陵子明經言春食朝露日欲出時向東氣

也秋食飛泉日沒時向西氣也冬食沆瀣

北方夜半氣也夏食正陽南方日中氣也

并天玄地黃之氣是爲六氣亦言平明爲

朝露日中爲正陽日入爲泉飛夜半爲沆

瀠及天地玄黃爲六氣皆令人不饑延年

無疾者人有墮穴中穴中有蛇蛇每日作

此氣服之其人既見蛇如此依蛇時節饑

時便服又即傚蛇日日如之經久漸漸有

驗即體輕健似能輕舉敢蟄之後人與蛇

一時躍出焉

梅雨水洗瘡疥滅瘢痕入醬令易熟沾衣

便腐澣垢如灰汁有異佗水江淮已南地

氣早濕五月上旬連下旬尤甚月令土潤

溽暑是五月中氣過此節已後皆須曝書

漢崔寔七夕暴書阮咸焉能免俗蓋此謂

也梅沾衣皆以梅葉湯洗之脫也餘並不

脫

醴泉味甘平無毒主心腹痛症忤鬼氣邪

穢之屬並就泉空腹飲之時代昇平則醴

泉涌出讀古史大有此水亦以新汲者佳

止熱消渴及反胃腹痛霍亂爲上

甘露蜜味甘平無毒主胸膈諸熱明目止

渴生巴西絕域中如餳也

漢武帝立金莖作仙人掌承露盤取雲表之露服食以求仙

冬霜寒無毒團食者主解酒熱傷寒鼻塞

酒後諸熱面赤者

黿主醬味不正當時取一二升醬甕中即如本味也

温湯主諸風筋骨攣縮及皮頑痺手足不

遂無眉髮疥癬諸疾在皮膚骨節者入浴

浴乾當太虛憊可隨病與藥及飯食補養

自非有他病人則無宜輕入又云下有硫

黃郎令水熱硫黃主諸瘡病水亦宜然水

有硫黃臭故應愈諸風冷爲上當其熱處

大可燖豬羊

夏冰味甘太寒無毒主去熱煩熱熨人乳

石發熱腫暑夏盛熱食此應與氣候相反

便非宜人或恐入腹冷熱相激却致諸疾

也食譜云凡夏用冰正可隱映飲食令氣

冷不可打碎食之雖腹當時暫快久皆成

疾今冰井西陸朝覿出之頒賜官宰應悉

此淮南子亦有作法又以凝水石爲之皆

非正冰也

方諸水味甘寒無毒主明目定心去小兒

熱煩止渴方諸大蚌也向月取之得三二

合水亦如朝露陽燧向日方諸向月皆能

致水火也周禮明諸承水於月謂之方諸

陳饌明水以爲玄酒酒水也

乳穴中水味甘溫無毒久服肥健人能食

體潤不老與乳同功近乳穴處人取水作

食釀酒則大有益也其水濃者秤重他水

煎上有鹽花此真乳液也所爲穴中有魚

玉石部

出魚部中

水花平無毒主渴遠行山無水處和苦楛

蘷爲丸朝預服二十丸永無渴亦人殺野

獸藥和狼毒皂莢礬石爲散揩安獸食餘

肉中當令不渴渴恐飲水藥解名水沫江

海中間火沫成乳石故如石水沫猶頓者

是也

赤龍浴水小毒主瘕結氣諸瘕惡蟲入腹

及咬人生瘡者此澤間小泉赤蛇在中者

人或遇之經雨取木服及人浴蛇有大毒

故以爲用也

糧麋中水味辛平小毒主鬼氣中惡痓忤

心腹痛惡夢鬼神進一合多飲令人心悶

又云洗眼見鬼未試害蚘蠱其清澄久遠

者佳古塚云文邁留餘節㼚毒漬屍言此

二物不爛餘皆成水北人呼糧麋爲食麋

二二

也

氣水主長毛髮以物於炊飯時承取

沐頭令髮長密黑潤不能多得朝朝梳小

兒頭漸漸覺有益好

千里水及東流水味平無毒主病後虛弱

湯之萬過葵藥禁神驗二水皆堪盪滌邪

穢煎煮湯藥禁呪鬼神潢汙行潦尚可薦

羞王公況其靈長者哉蓋取其潔誠也本

經云東流水爲雲母所畏煉雲母用之與
諸水不同即其效也

本草品彙精要卷之五

玉石部下品之下

已上總四十四種

內二十五種今增圖

自然銅 附宋　　金牙　　銅鑛石 唐附今增圖

銅弩牙 圖今增　　金星石 宋附銀星石附　　特生礜石 今增圖

握雪礜石 唐附今增圖　　梁上塵 唐附今增圖　　土陰孽 今增圖

鍛竈灰 竈突墨竈熱灰附今增圖　　淋石 宋附　　礞石 宋附今增圖

薑石 唐附礳理黃石水中圓石附　　麥飯石 原附薑石下今分條　　井泉石 宋附

蓍石 今增圖　　花乳石 宋附　　石蟹 宋附今增圖

市門眾人溺坑中水　　鹽膽水

水氣　　塚井中水　　陰地流泉

銅器蓋食器上汗　　炊湯

諸水有毒

玉石部下品之下

石之金

自然銅　　　　石生

信州自然銅

火山軍自然銅

鈘石

自然銅主療折傷散血止痛破積聚^{名醫}

名 石髓鉛

地

圖經曰 生邕州山巖中出銅處今信
州火山軍皆有之於銅坑中及石間
採之方圓不定其邑青黃如銅不從
鑛鍊故號自然銅今信州出一種如
亂銅絲狀云在銅鑛中山氣熏蒸自
然流出亦若生銀如老翁鬚之類入
藥最好火山軍者顆塊如銅而堅重
如石醫家謂之鈆石用之力薄今南
方醫者說自然銅有兩三體一體大
如麻黍或多方解纍纍相綴至如斗
大者邑煌煌明爛如黃金硫石最上一
體成塊大小不定亦光明而赤一

左 玉石部 二

七一

體如薑鐵屎之類又有如不冶而成
者形大小不定皆出銅坑中擊之易
碎有黃赤有青黑者鍊之乃成銅據
如此說雖分析頗精而未見似亂絲
者又云今市人多以鉒石爲自然銅
燒之皆成青焰如硫黃者是也此亦
有二三種一種有殼如禹餘糧擊破
其中光明如鑒色黃赤碙石也一種
青黃而有牆壁或文如束針一種碎
理如搏砂者皆光明如銅色多青白
而赤少者燒之皆成煙焰頃刻都盡
今醫家多誤以此用多須鍛此乃
貨往往是此自然銅市中所
畏火不必形色只此可辯也 雷公云
石髓鉛卽自然銅也凡使勿用方金
牙其方金牙真似石髓鉛若誤餌吐

殺人其石髓鉛色似乾銀泥[別錄云]

自然銅出信州鉛山縣銀塲銅坑中

深處有銅鑛多年鑛氣結成似馬氣

勃色紫重食之苦澀是真自然銅今

人只以大碗石爲自然銅誤也[別說]

云今辰州川澤中出一種形圓似蛇

含大者如胡桃小者如栗外有皮黑

色光潤破之與銚石無別但比銚石

不作臭氣耳入

藥用之殊驗

【時】生無時

【質】類方金牙

【色】青黃

製	主	臭	氣	性	味
	筋骨折傷	腥	氣之薄者陽中之陰	平	辛

製【雷公云】如採得先搥碎同甘草湯煮一伏時至明漉出攤令乾入臼中搗了重篩過以醋浸一宿至明用泥六一泥固封甕兩鹽一兩令勻名爲六一泥固封甕合子約盛二升已來於文武火中養三日夜繞乾便用蓋蓋了泥固火鍜

兩伏時去土抉蓋研如粉用
若修事五兩以醋兩鎰爲度

治 療 日華子云 排膿消瘀血續筋骨

含 治 ○合酒磨服治產後血邪安心止驚悸
研極細末水飛過合當歸沒藥各
五分酒調頓服療打撲損
服藥後仍以手摩痛處
方金牙及大碗石爲僞誤服吐殺人
鑄石燒之有臭氣亦爲僞　贗

石之石

金牙 無毒　石生

金牙

金牙主鬼疰毒蠱諸疰 名醫所錄

[圖經曰] 生蜀郡今雍州亦有之此物
出於溪谷在蜀漢江岸石間打出者
內郎金邑岸摧入水年久者多黑葛
仙翁有大小金牙酒孫真人有大小
金牙散用者是也又有銅牙亦相似
而外黑邑方書少見用者 [唐本注云]

七六

金牙離本處入土水中久皆色黑不

可謂之銅牙也此出漢中金牙湍湍

兩岸入石間打出者內卽金色岸摧

入水久者皆黑近南山溪谷茂州維

州亦有勝於漢中者 〔衍義曰〕金牙今

方家絕可用以此故商客無利不販

賣醫者由是委而不用兼所

出惟蜀郡有之蓋亦不廣也

【時】生無時

【用】金色者佳

【色】赤

【味】鹹

性	氣	臭	主	含
輭	味厚於氣陰也	朽	舒筋骨暖腰膝	燒赤合酒浸服之治一切風筋骨攣急腰脚不遂者並良○燒赤淬酒去麤滓溫飲之治一切冷風氣暖腰膝補水臟除驚悸及小兒驚癇○以四兩擣末別盛練囊合細辛地膚子蒣草乾地黃蘼蕪根防風附子茵芋續斷蜀椒各四兩獨活一斤十一物皆薄切并金牙共內大絹囊中以清酒

七八

四斗漬之密泥器口四宿酒成矣溫
服二合日三漸增之療風痹百病虛
勞濕冷緩痹不仁不
能行步用之多効

石之石

銅鑛石 有小毒

石生

銅鑛石

銅鑛石主疗腫惡瘡驢馬脊瘡臭腋石上
水磨取汁塗之其疗腫末之傅瘡上良 名醫
所錄

地 〔別錄云〕此石出蜀郡銅鑛中夾土石
而生狀如薑石而有銅星鎔取銅者
是也

時 〔生〕無時

用 有銅星者佳

色 黃赤

味	性	氣	臭	主	製
酸	寒	味厚於氣陰也	腥	瘡腫	磨汁或研細用

石之金

銅弩牙 微毒

銅弩牙

銅弩牙主婦人產難血閉月水不通陰陽

膈塞所錄

名醫

地

陶隱居云 即今之所用射者是此取

燒赤內酒中飲汁得古者彌勝按南

越志云唐時龍川嘗有銅弩牙

流出水皆銀黃雕鏤取以製弩

銅弩牙

用 年久者良

色 黃

性 平

氣 氣之薄者陽中之陰

治 療別錄云 療小兒吞珠璫錢而哽銅
○弩牙燒令赤內水中冷飲其汁立
出

合 銅弩牙燒赤投醋三合良久頓服令
妊娠易產○又燒赤內酒中飲之療
誤吞銅鐵而
哽者立愈

玉石部

卷六

并州金星石

石之石

金星石 無毒附 銀星石 土生

石之石

石星銀州濠　石星銀州并

金星石主脾肺壅毒及主肺損吐血嗽血

下熱涎解眾毒又有銀星石主療與金星

石大體相似

名醫所錄

地

圖經曰

生并州濠州又有一種銀星

石然其色不同而體性亦相似此 衍

義曰

金星石於蒼石內外有金色麩

片銀星石有如銀色麩片又一種深

青色堅潤中有金色如麩片不入

藥工人碾爲器或首飾多用之

時 採

無時

用

蒼色有金星者爲佳

色	味	性	氣	臭	主	製	治
著	淡	寒	氣之薄者陽中之陰	朽	清肺熱止吐血	火煅研細水飛用	療衍義曰 去大風疾

解 諸毒

石之石

特生礜石 有毒

石礜生特

特生礜石主明目利耳腹內絕寒破堅結
及鼠瘻殺百蟲惡獸久服延年名醫
所錄

名蒼礜石鼠毒

地圖經曰生西域及梁州陶隱居云舊

鸛巢中者最佳鸛常入水冷故取以

甕卵令熱今不可得惟用出漢中者

其外形紫赤色內白如霜中央有日

形狀如齒者佳大散方云又出荊州

新城郡房陵縣縹白色為好用之亦

先以黃土包燒之合玉壺諸尤用此

仙經不云特生則止是前白礜石耳

形者是今出梁州北馬道戍澗中亦

唐本注云陶所說特生云中如齒曰

八九

有之形塊大於白礜石而肌粒大數
倍乃如小豆許白礜石粒細若粟米
及陶隱居皆言此二石鸛取以甕卵
耳〔衍義曰〕特生礜石并礜石博物志
如此則是一物也隱居又言仙經不
云特生則止是前白礜石今補注但
隨文解義不見特生之意蓋二條止
是一物但以特生不特生為異耳所
謂特生者不附着他石為特耳今用
者絕少惟兩字礜石入藥然極須慎
用其毒至甚及言鸛巢中者恐為謬
說況鸛巢中皆無此石乃曰鸛常入
類皆食於水亦自繁息生化復不用
水冷故取以甕卵如此鸕鷀鳳鷩之
此亦不必泥於
鸛巢中者也

時	用	色	味	性	氣	臭	反
採無時	獨生不附石者良	外紫赤內白	甘	溫緩	氣之厚者陽也	臭	畏水

握雪礜石

製　火鍊用

石之石

握雪礜石　無毒　石生

握雪礜石主痼冷積聚輕身延年多食令

人熱

名　化公石

地
圖經曰出徐州西宋里山入土丈餘
於爛土石間黃白邑細輭如麪一名
化公石又名石腦考之中品自有石
腦一條但所產雖同而主療甚別似
乎重出於此正如徐長
卿一名鬼督郵之類也

時採無時

用細輭如麪者佳

色 黄白

味 甘

性 温緩

氣 氣之厚者陽也

臭 朽

主 冷疾

製 研細用

梁上塵 無毒

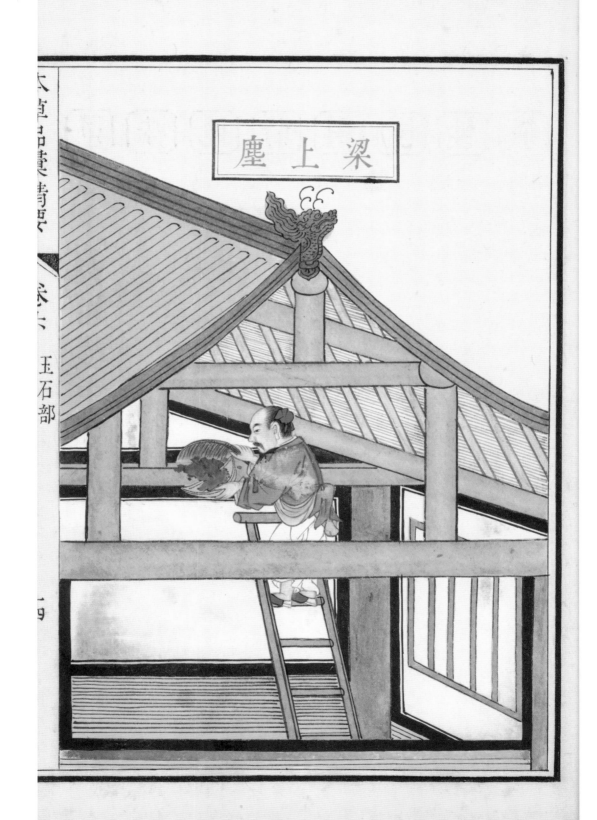

塵上梁

梁上塵主腹痛噎中惡鼻衄小兒軟瘡 名
　　　　　　　　　　　　　　醫

所錄

| 地 | 處處梁上皆有之 |

| 時採 | 無時 |

| 用 | 遠去烟火者佳 |

| 色 | 黑 |

| 性 | 平微寒 |

| 氣 | 氣之薄陽中之陰 |

臭　朽

主　止衄

製　雷公云　凡使須去烟火遠者高堂殿上拂下篩用之

治　療別錄云　上塵三指撮以水服之　小便不通及胞轉者取梁　死者用梁上塵如大斗許各內一筒中四人各一筒同時及力吹兩　耳鼻即活

合　合醋和塗妳乳亦治陰腫○合竈突煤二味酒服方寸匕療婦人日月未足而欲產○合葵莖等分醋和傅癰腫○合酒服方寸匕療橫生不可出

土陰孽

及倒產○合油餅中淬療小兒頭瘡
先以皂莢湯洗淨塗之瘥

石之土

土陰孽　無毒

土生

土陰孽　主婦人陰蝕大熱乾痂　名醫所錄

地
圖經曰　生高山崖上之陰邑白如脂

陶隱居云　此猶似鍾乳孔公孽之類

唐本注云

故亦有孽名但在崖上耳

此卽土乳是也出渭州郭縣三交驛

西北坡平地土窟中見有六十餘坎

是昔人所採之處土人云服之亦同

鍾乳而不發熱陶及本經俱云在崖

上此說非也今渭州不復採用別本

注云此則土脂液也生於土

欠狀如殷孽故名土陰孽也

時　採無時

用　如脂白者爲好

質	色	味	性	氣	臭	製
狀如殷蘗	白	鹹	輭	味厚於氣陰也	朽	研細用

鍛竈灰　無毒附竈突墨竈中熱灰

锻竈灰主癥瘕坚积去邪恶气所录 名醫

地 陶隱居云 此即锻鐵竈中灰耳兼得

鐵力治疾多獲其効今處處有之

锻竈灰

色	臭	主	製	治	倉
黑	朽	消堅積	碾細用	療陶隱居云除暴癥大有効陳藏器云竈突後黑土主產後胞衣不下為末以三指撮煖水及酒服之天未明時取至驗也	竈中熱灰合醋熨心腹冷氣痛及血氣絞痛冷即易之 淋石 無毒

淋石主石淋水磨服之當得碎石隨溺出

名醫
所錄

收	甕器貯之
色	白
味	鹹

謹按淋石乃患石淋之人溺中出者

非他物也蓋人下部鬱結濕熱積久

不散移入膀胱煎熬日漬輕則凝如

脂膏甚則結如砂石即若烹器煎熬

日久遂成湯鹼之義候出時收之

仍服以治淋正謂物各從其類也

玉石部

一〇三

製	主	臭	氣	性	
水磨服之	噎病吐食	臊	氣厚於味陽中之陰	溫	

石之石

礞石　　　　　　　　　石生

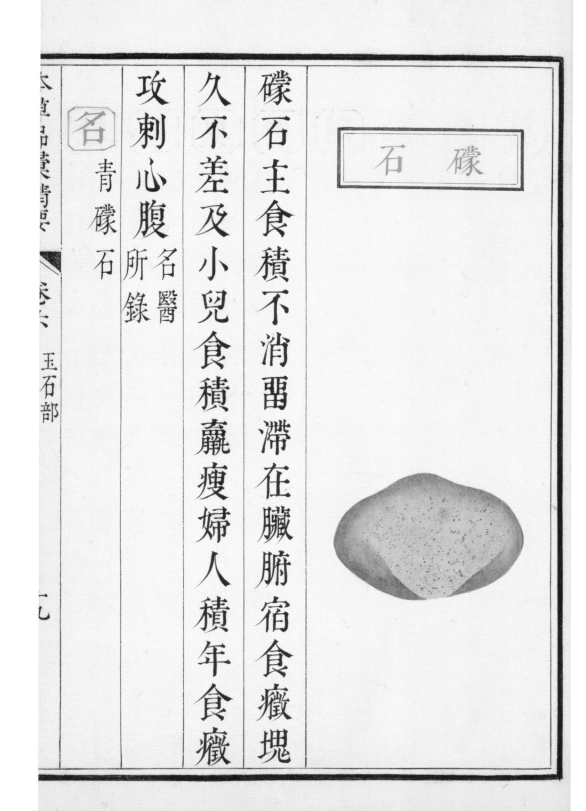

礑石

礑石主食積不消畱滯在臟腑宿食癥塊

久不差及小兒食積羸瘦婦人積年食癥

攻刺心腹 名醫所錄

名 青礑石

臭	色	質	用	時	地
朽	青	類玄石而有星	微有金星質堅色青者爲佳	採無時	謹按舊本不載所出州郡今齊魯山中有之青色微有金星其質堅理細鑿製爲磨取其出物最速爲末亦細及考王隱君論痰致病百端入滾痰丸用之丹溪治食積成痰痰良有驗也

墜痰消食

助　得硇砂巴豆大黃京三稜等艮

製　每二兩搥碎用熖硝二兩同入小砂
　　鑵內瓦片蓋定鐵線縛之鹽泥固濟
　　曬乾火煆紅上有金星透
　　出爲度候冷研爲極細末

石之土

礓石　無毒附靃理黃　土石生
　　石水中圓石

石黃麤　　齊州薑石

薑石主熱瘲豆瘡疔毒等腫所

名醫
所錄

地
圖經曰生土石間齊州歷城東者良
所在亦有今惟出齊州其狀如薑有
五種凡用以白爛而不穈切莊挿者好
又有麤理黃石水中圓石多主癰疽
瘡腫然皆各有其効故併附之衍義
曰薑石所在皆有須不見日色旋取
微白者佳

時採無時

用爛而不穈者佳

邑白

味	性	氣	臭	主	製	治
鹹	寒軟	味厚於氣陰也	朽	疗腫癰疽	研細用	〔療〕別錄云水中圓石治背上忽腫漸如樏子大不識名者以一兩椀燒令極熱投入清水中沸定後洗腫處立差

【合治】白薑石末合雞子清傅疗腫其疗自
出乳癰塗之亦善○廳理黃石如鵝
卵大猛烈火燒令赤頻淬釀醋中待
淬石至盡取屑暴乾搗篩和醋塗療
背瘡
立愈

石之石

麥飯石

麥飯石

麥飯石治發背諸般癰疽神効　名醫所錄

〖地圖〗經曰其石麤黃白類麥飯曾作磨
磑者尤佳抑考陳自明云麥飯石不
可作磨古云作磨者尤佳恐惑人矣
蓋因其石狀如飯團生粒點耳若無
此石當以舊麵磨近齒處石代之取
其有麥性故也屢試得効此石舖家

製	臭	色	質	時採	
不限多少用炭火煅至紅以好釅米醋淬之如此煅淬十次却碾爲末重	朽	黃白	類麥飯團	無時	飯耳 一團麥 或如鵝卵或如盞大者大畧如握聚 者即是也但其石大小不同或如拳 尋麻石中有白石肌粒如豆如米大 有時亦無賣者如欲用之但於溪中

三三

羅去麄者取細末入乳鉢內用數人

更迭研五七日要如麵樣極細爲妙

若不細塗瘡

極痛難忍

煅成細末二兩合生取鹿角一具連

腦骨全者截作二三寸長用炭火燒

令煙盡爲度碾爲末再入乳鉢研

令極細四兩并白歛末二兩三物同

和用三年好米醋入前藥末在內用竹

魚眼沸却旋旋入銀石器中煎令

箆子不住手攪熬一二時久令稀稠

得所取出傾在甕盆內候冷以紙蓋

其上勿令着塵埃每用時先用豬蹄

湯洗去癰瘡上膿血至淨以帛挹

乾以鵞翎蘸藥膏塗傅四圍凡有赤

處盡塗之但瘡中心一孔如錢大以

合治

出膿血使熱毒之氣隨出如膿未潰

能令內消如已潰則排膿如湍水逐

日見瘡口收歛如患瘡久肌肉腐爛

筋骨出露用舊布片塗藥以貼瘡上

但膈膜不穴亦能取安洗瘡勿以手

忌有腋氣之人及月經見行婦

觸動嫩肉仍不可以口氣吹着瘡更

人或有孕者合藥時亦忌之

如無此石取舊麵磨近齒處石代之

石之石

井泉石 無毒

土生

深州井泉石

井泉石主諸熱治眼腫痛解心臟熱結消去腫毒及療小兒熱疳雀目青盲　名醫所錄

地

圖經曰　生深州城西二十里劇家村地泉深一丈許其石如土邑圓方長短大小不等內實外圓作層層重疊相交者一種出饒陽郡者爲勝生田野

間穿地深丈餘得之又有一種如

薑石時人多指以爲井泉者非也

主	臭	氣	性	色	用	時
療諸熱毒	朽	氣之薄者陽中之陰	大寒	青黑	重疊作層者佳	採無時

製　研細如粉水飛過用

合　合大黃梔子治眼瞼腫○合決明菊花療小兒眼瘡生翳膜甚良亦治熱嗽

禁　製不如法使人患淋

石之石

礜石　有毒

礜石　石生

石　蒼

蒼石主寒熱下氣瘻蝕殺禽獸　名醫所錄

地 〔圖經曰〕生西域 唐本注云 特生礜石
一名蒼礜石而梁州特生亦有青者
今房陵漢川與白礜石同處有邑青
者並毒殺禽獸與礜石同漢中人亦
取以毒鼠不入方用此石出梁州均
州房州與二礜石同處特生蒼石並

生西域在漢
川金州也

時採　採無時

邑　菁

味　甘

性　平緩

氣　氣厚於味陽中之陰

臭　朽

石之石

陝州花乳石

花乳石主金瘡止血又療產婦血暈惡血

名醫所錄

名 花蕊石

地	圖經曰　出陝華諸郡其閡鄉縣者體至堅重色如硫黃形塊有大小方圓無定陝人用琢為器古方未有用者衍義曰於黃石中間有淡白點以此得花之名今惠民局花乳石散用者是此也
時　採	無時
質	類硫黃有淡白點而堅重
色	黃白
臭	朽
主	產婦血暈

製　火鍛通赤碾細用

治療圖經曰人卒中金刃刮取石上
細末傅之効

㕮咀合硫黃同鋀研末傅金瘡其効如神

石之石

石蠹　無毒藥訣　水石生
　　　　云有毒

石蠶

石蠶主金瘡止血生肌破石淋血結摩服
之當下碎石

名醫所錄

[圖經曰]生海岸石傍狀如蠶其實石
也

[地]

[時][採]無時

質	色	味	性	氣	臭	主	製
類殭蠶	青白	苦	熱	氣厚於味陽中之陰	朽	石淋金瘡	研細或磨用之

石之水

石腦油 石生

石腦油

服道家多用俗方亦不甚須名醫所錄

石腦油主小兒驚風化涎可和諸藥作丸

衍義曰　石腦油真者難收多滲蝕器
物今入藥最少燒鍊去或須也仍常用
有油聲器貯之又研生砒霜入石腦
油再研如膏入坩堝內用淨瓦片子
蓋定置火上俟堝子紅泣盡油出之
又再研再入油再上火凡如此兩次
即砒霜
伏矣

時　採無時

收　用甆器密固之不可近金銀器雖至
完密直爾透之

色　黑

主　祛風化痰

三

石之土

白甖瓦屑　無毒

白甖瓦屑

白甖瓦屑主婦人帶下白崩止嘔吐破血

止血水摩塗瘡瘢瘡所錄 名醫

地	色	性	氣	臭	製	冶	合

地 圖經曰 定州巍器者良餘皆不如也

色 白

性 平

氣 氣之薄者陽中之陰

臭 朽

製 擣爲末或水磨用

冶 療別錄云 吹入鼻中冶鼻衄久不止　擣爲細末每抄一剜耳許

合 合豬脂和塗療人面卒得赤黑丹如疥狀不急冶發徧身卽死如白丹者

烏古瓦

用之

良

烏古瓦 無毒

烏古瓦以水煮及漬汁飲止消渴 名醫所錄

地	色	性	氣	臭	製	治
圖經曰處處有之以屋上年深者良	黑	寒	氣之薄者陽中之陰	朽	水煮或漬汁用	療藥性論云煎湯解人中大熱日華子云煎汁服之止小便陳藏器云湯火傷當取土底深者旣古且潤三角瓦子炙牙痛法令三姓童子

候星初出時指第一星
下火三角尾上炎之

石之木

不灰木

潞州不灰木

不灰木主熱痱瘡和棗葉石灰為粉傅身

名醫
所錄

名　無灰木

<table>
<tr><td>地</td><td>圖經曰出上黨今澤潞山中皆有之
蓋石類也其色青白如爛木燒之不
然以此得名或云滑石根也出滑石
處皆有之亦名無灰木今處州山中
出一種松石如松幹而實石也或云
松久化爲石人家多取以飾山亭及</td></tr>
</table>

時　採　無時

不灰木相類故附之

琢爲枕雖不入藥然與

質　類　爛木

色	青白
味	淡
性	大寒
氣	氣味俱薄陰也
臭	朽
主	傅熱瘡
製	〔陳藏器云〕細研入藥用要燒成灰即研破以牛乳煮了用黃牛糞燒之便成灰也

石之水

蓬砂 無毒

土生

砂氣

	蓬　砂

蓬砂主消痰止嗽破癥結喉痹及錕金銀

名醫
所錄

名
鵬砂

地
圖經曰　出於南海其狀甚光瑩亦有
極大塊者今醫家治咽喉最爲切要

之藥也〔衍義曰〕南番者色重褐其味

和其効速西戎者其色白其味焦其

功緩亦不

堪作銲

時〔採〕	無時
收	甆器盛貯
用	光瑩色褐者佳
色	白褐
味	苦辛
性	温溲

三五

氣 氣厚味薄陽中之陰

臭 腥

主 喉閉

製 研細用

治 療衍義曰 蓬砂含化嚥津治喉中腫
痛膈上痰熱初覺便用不成喉痺
亦緩取効可也

金之土

鉛霜 無毒

鉛霜

鉛霜主消痰止驚悸解酒毒療胸膈煩悶
中風痰實止渴 名醫所錄

[地]圖經曰用蜀郡平澤鉛十五兩符陵
平土水銀一兩合鍊作片置醋甕中
密封經久成霜謂之鉛白霜今醫家
多用之[衍義曰]取塗木瓜以失酸味

本草品彙精要 卷六 玉石部

一三九

蓋金剋水之義也

製	主	臭	氣	性	色	用
研細用	止驚悸去風痰	朽	氣之薄者陽中之陰	冷	白	霜

治療圖經曰消風痰及鎮驚 衍義曰涼

膈熱涎塞 別錄云 爲末新汲水調

一字服之

止鼻衂

合治

細研一錢合溫生地黃汁一合調下

治室女月經澀滯心煩恍惚或生地

黃煎湯調

服亦得

解

酒毒

石之金

古文錢 有毒

古文錢

古文錢主醫障明目療風赤眼鹽滷浸用

婦人橫逆產心腹痛月隔五淋燒以醋淬

名醫所錄

〔圖經曰〕凡鑄銅之物多和以錫考工

記曰攻金之工金有六齊是也如藥

〔地〕

用銅弩牙之類皆以有錫故其用亦

近之衍義曰古銅焦赤治諸疾者非

特爲有錫也此說非是今但取景王

特大泉五十及寶貨秦半兩漢莢錢

大小五銖吳大泉五百大泉當千宋

四銖二銖及梁四柱北齊常平五銖

耳後其品尚多如

此之類方可用也

古者良

	用	色	性	氣
		青	平	氣之薄者陽中之陰

臭　腥

治（療）陳藏器云

青錢煮汁主五淋磨入

目治盲障膚赤○比輪錢以新汲

水投服之療時氣含青錢治口內

熱瘡衍義曰少時常自患暴赤目

腫痛數日不能開客有教以生薑

一塊洗淨去皮以古青銅錢刮取

薑汁就錢稜上點初甚苦熱淚蓑

面然終無損後有患者教如此點

往往疑惑信士點之無不獲驗一

點遂愈更不再作有瘡者不可用

含

合薏苡根煮服療心腹痛○以二十

文燒赤投酒中服療之利婦人橫產

石之石

蛇黄 無毒

蛇黄主心痛疰忤石淋產難小兒驚癎以
水煮研服汁 名醫所錄

〔圖經曰〕出嶺南今越州信州亦有之

〔地〕本經云是蛇腹中得之圓重如錫黃

大觀本草書史　卷六　玉石部

黑青雜色注云多赤色有吐出者野
人或得之今醫家用者大如彈丸堅
如石外黃內黑色云是蛇冬蟄時所
含土到春發蟄吐之而去與舊說不
同未知就是

時 [採] 二月取

質 類彈丸

色 黃黑青雜色或赤

性 冷

製 [日華子云]如入藥燒赤三四次醋淬
研細飛過用

東流水

治療日華子云鎮心

東流水　無毒

水流東

東流水及千里水主病後虛弱二者皆堪

盪滌邪穢　名醫所錄

謹按水自崑崙發源由江河淮濟而

注於海所謂江漢朝宗是也然人病

後虛弱而氣不能健運者必用東流

水及千里水也蓋千里水不泥於東

流者但取其活水耳其東流水必取

其向東流者也然水有二功用則一

揚之萬遍以煮藥則藥假其力以運

行而元氣生生不息矣抑考陳藏器

云水本爲一物皆堪蕩滌邪穢煎煮

湯藥禁呪魘魅神潢汗行療尚可薦羞

云況其靈長者哉蓋取其潔誠也

王公況其靈長者哉蓋取其潔誠也

本經云東流水爲雲母所畏錬雲母

用之與諸水不同卽其驗也故衍義

取其快順疾速通關下膈之義乃因

其性而

用也

用 東流揚過者佳

色 白

味 甘

性 平寒

氣 氣之薄者陽中之陰

甘爛水

甘爛水　無毒

甘爛水主霍亂及入膀胱治奔豚藥用殊勝

名醫所錄

地 湯液本草云 揚之水上成珠是此外

臺秘要作甘爛水法以木盆盛湯杓

揚千百次泡起作珠千百顆擎取之

謹按仲景治奔豚之藥用甘爛水

煎以杓揚之而緩其本然之性故

日甘也水上有珠數千顆相逐其

光燦然故日爛也蓋腎屬水恐水

從類而助邪故揚之使其無力不

能助矣經日緩則氣味薄是也仲

景用之深得軒岐之微旨

氣　氣之薄者陽中之陰

性　微溫

味　甘

邑　白

用　揚過作漚者佳

時〔採〕無時

粉霜　有小毒

配合礬汞

炒砂研麵

昇粉霜法

粉霜主急風口噤手足搐搦涎潮作聲止
痢膿血消瘰癧〔補〕今

謹按昇粉霜之法用焰硝食鹽白礬
皂礬各一斤入鐵鍋內炒鎔成汁急
以鐵鏟頻攪結成黃色砂子謂之䃤
麪內石臼中以鐵杵研令極細謂之
細麪入水銀一斤研令不見微星為
度是謂柔麪分作四分先以陽城鑵
長五六寸者用細炭灰一斤入鹽六
兩水和得所用鑵口二分許周匝固
濟曬乾內柔麪一分於內上用鐵鋌
盞深一二寸者蓋之下用鐵鋌上用
鐵線將燈盞與鋌纏束極緊外用鹽
十兩白炭灰十六兩水和為泥捏作

餅子燒通紅待冷研爲細末水調得
所用小竹簽細細將罐口封固約一
指厚蓋罐相平曬乾用大鐵釘三
筒釘在地下高三四寸週圍離罐二
寸用磚數筒圍成爐後用四斤炭用
二斤火候之法先文後武煤炭陸續
旋添上勿近蓋待蓋熱時徐徐添極
熱水止可九分滿水少即添常令水
足仍以沿蓋邊爲度若滿蓋通滾爲
爲火大大火則罐必裂慢慢滾起爲
火小火小則粉不昇水上火下欲其
相濟別點長線香以三炷爲則至二
炷香盡時完即漸漸近蓋與蓋相平
至三炷香方可開罐罐底麴查不用
罐極冷時方可開罐底麴查不用
蓋下之霜用刀刮下其色尚未白至

汞麴四分俱昇畢特共研爲細末通
入一罐如前法再昇一遍其色漸白
再研爲細末如前法再昇一遍其色
堅白狀如寒水石一般方入藥用也

一十五種陳藏器餘

好井水及土石間新出泉水味甘平無毒

主霍亂煩悶嘔吐腹空轉筋恐入腹及多

服之名曰洗腸人皆懼此嘗試有效不令

腹空空則更服如遇力弱身冷則恐藏胃

悉寒寒則不能支持當以意消息兼及當

恃横量灸脊骨三五十壯令煖氣徹內補

胃氣間不然則危又主消渴反胃熱痢淋

小便赤澁兼洗漆瘡射癰腫令散久服調

中下熱氣傷胃利大小便並多飲之令主

喉少消下

正月雨水夫妻各飲一盃還房當獲時有

子神效也

生熟湯味鹹無毒熱鹽投中飲之吐宿食

毒惡物之氣膓脹欲爲霍亂者覺腹内不

穩即進一二升令吐得盡便愈亦主痰瘧

皆須吐出痰及宿食調中消食又人大醉

及食瓜果過度以生熟湯浸身湯皆爲酒

及瓜味博物志云浸至腰食瓜可五十枚

至脛頸則無限未試

屋漏水主洗犬咬瘡以水澆屋簷承取用

之以水滴簷下令土濕取土以傅犬咬處

瘡上中大有毒誤食必生惡疾

三家洗椀水主惡瘡久不差者煎令沸以

鹽投中洗之不過三五度立效

蟹膏投漆中化爲水仙人用和藥博物志

亦載又蚯蚓破之去泥以鹽塗之化成水

大主天行諸熱小兒熱病癰癲等疾新注

云塗丹毒并傅漆瘡效

豬槽中水無毒主諸蠱毒服一盂主蛇咬

水氣有毒能為風濕疼痺水腫面黃腹大

黑汁也主瘡有血不可傅也

一合當時死人亦如之並鹽初熟槽中瀝

咬馬牛為蟲蝕毒蟲入肉生子毒六畜飲

鹽膽水味鹹苦有大毒主匶蝕疥癬蠚蟲

一小盞服之勿令病人知之三度差

市門眾人溺坑中水無毒主消渴重者取

可浸瘡皆有效驗者矣

初在皮膚腳手入漸至六腑令人大小便

澀主五臟漸漸加至忽攻心便死急不旋

踵無寬延歲月既是陰病復宜以陰物生

類諸豬魚螺鼈之屬春夏秋宜瀉冬宜補

藥尤宜浸酒中服之隨陰陽所行者昔馬

援南征多載薏苡仁閔叔麕寓常食豬肝

蓋以爲濕疾也江湖間霧氣成瘴兩山夾

水中氣瘴一冷一熱相激成病癥此三疾

俱是濕爲能與人作寒熱消鑠骨肉南土

尤甚若欲醫療須細分析其大暑皆瘴類

也人多一槩醫之則不差也

塚井中水有毒人中之者立死欲入塚井

者當先試之法以雞毛投井中毛直而下

者無毒毛廻旋而舞似不下者有毒以熱

醋數斗投井穴中則可入矣凡塚井及竈

中從夏至秋毒氣害人從冬至春則無毒

氣凡秋露春水著草木亦能害人冬夏則

無人素爲物所傷并有諸瘡觸犯毒露及

毒水覺瘡頑不痒痛當中風水所爲身必

反張似角弓主之法以鹽豉和麪作梡子

蓋瘡上作大艾炷炙一百壯令抽惡水數

升舉身覺痒瘡處知痛差也

陰地流泉二月八月行途之間勿飮之令

人夏發瘧瘴又損脚令軟五月六月勿飮

澤中停水食著魚鼈精令人鼈瘕病也

銅器蓋食器上汗滴食中令人發惡瘡內

疽食性忌之也

炊湯經宿洗面令人無顏色洗體令人成

癬未經宿者洗面令人亦然

諸水有毒水府龍宮不可觸犯水中亦有

赤脉不可斷之井水沸不可食之已上並

害人東晉溫嶠以物照水爲神所怒楚詞

云鱗房貝闕言河伯所居國語云季桓子

穿井獲土缶仲尼曰水之怪魍魎土之怪

羵羊水有脈及沸並見白澤圖

本草品彙精要卷之六

草部上品之上

一十九種神農本經字_朱

二種名醫別錄字_黑

一種宋本先附_{宋附}

四種今分條_{涯云}

一種今補

一種唐本餘

二十六種陳藏器餘

巳上總五十四種

　內一種今增圖

黃精　　菖蒲　　菊花　附苦薏

人參　　天門冬　甘草

生地黃　原不分生熟　熟地黃　今增
　　地黃今分條　　　　　　圖

菩术　今分條并圖　白术　原不別菩白术　菟絲子

牛膝　　茺蔚子　莖名益　葈耳
　　　　　　　　　母草附

雞侯菜	千里及	救窮草	石藥	旱藕	百草花	薇	藥王
桃朱術	孝文韭	草豉	仙人草	羊不喫草	紅蓮花白蓮花	無風獨搖草	兜木香
鐵葛	倚待草	陳思岌	會州白藥	萍蓬草根		零餘子	草犀根

草部上品之上

草之草

黃精 無毒　　植生

滁州黃精

精黃州商　　精黃州解

永康軍黃精

荊門軍黃精

相州黃精

黃精主補中益氣除風濕安五臟久服輕
身延年不饑 名醫所錄

名 重樓 蒐竹 雞格 救窮 鹿竹
菱甤 垂珠 馬箭 白及 黃芝
仙人餘糧
太陽之草

苗　圖經曰

苗高一二尺葉如竹葉而短

兩兩相對莖梗頗似桃枝本黃

末赤四月開細青白花如小豆花子

白如黍亦有無子者根如嫩生薑黃

色肥地生者大如拇指薄地生者如

拇指山人蒸暴作果食之甚甘美

地　圖經曰　生山谷今處處有之　永嘉記

云出嵩陽永寧縣　道地　嵩山茅山

時　生　三月生苗　採　二月取根

收　暴乾

用　根肥而脂潤者佳

質　類嫩生薑

色	生黃　熟黑
味	甘
性	平緩
氣	氣之薄者陽中之陰
臭	腥
主	補中益氣
製	〔日華子云〕九蒸九暴〔雷公云〕以溪水洗淨後蒸從巳至子薄切暴乾
治	〔補日華子云〕五勞七傷助筋骨止饑耐寒暑益脾胃潤心肺駐顏

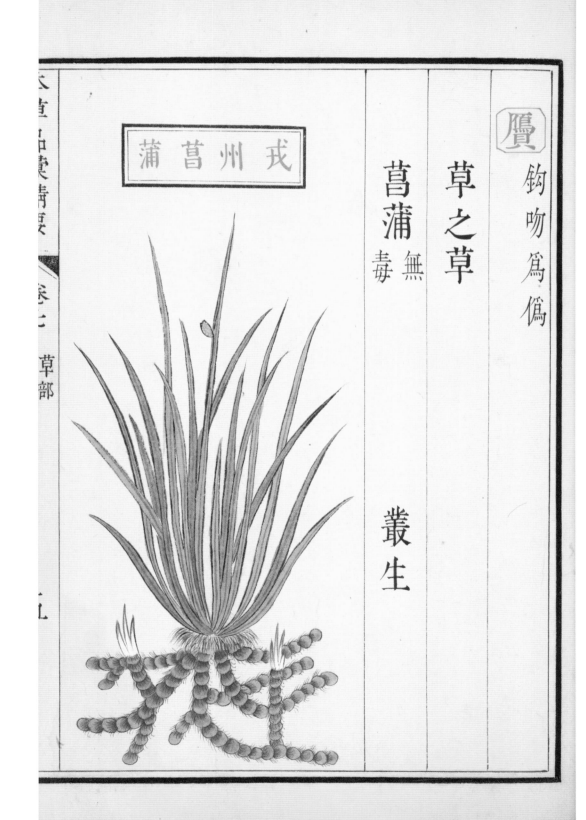

贋

鈎吻爲僞

草之草

菖蒲 無毒

叢生

戎州菖蒲

草部

一八五

蒲菖州衞　　蒲菖州衞

菖蒲主風寒濕痹欬逆上氣開心孔補五

臟通九竅明耳目出音聲主耳聾癰瘡温

腸胃止小便利四肢濕痹不得屈伸小兒

温瘧身積熱不解可作浴湯久服輕身聰

耳目不忘不迷惑延年益心智高志不老

所錄

名醫

名

目陽 堯韭

圖經曰 春生青葉長一二尺其、葉中

心有脊狀如劒無花實其根盤屈有

苗

節狀如馬鞭大一根傍引三四根傍

根節尤密一寸九節佳有一寸十二

節者採之初則虛軟乾則堅實折之

中心色微赤嚼之辛香少滓人多植

于乾燥砂石土中騰月移之尤易活

下濕地大根者名昌陽〔雷公云〕石上

生者根條嫩黃緊硬節稠長一寸九

〔陶隱居云〕生積上概餡節為者為好在

節者是

眞也

〔圖經曰〕出上洛梁州池澤及蜀郡嚴

〔地〕道今處處有之〔道地〕池州戎州者佳

〔時〕〔生〕春生葉

〔採〕五月五日及十二月取根

〔收〕暴乾

用	質	色	味	性	氣	臭	主
根一寸九節堅實者爲好	類知母細而盤屈有節	微赤	辛	溫散	氣之厚者陽也	香	聰耳目通心氣

助　秦皮　秦艽爲之使

反　惡地膽麻黃

製　重用嫩桑條拌蒸去桑條暴乾剉用

雷公云銅刀刮去上黃黑硬節皮一

治
療藥性論云風濕痹痹耳鳴頭風淚
下鬼氣殺諸蟲惡瘡疥癬日華子
云除風下氣丈夫水臟女人血海
冷敗多忘長智除煩悶止心腹痛
霍亂轉筋客風瘡疥澁小
便殺腹臟蟲及瘻蟲耳痛

倉
菖蒲一二寸合吳茱黄煎湯飮之治
心腹冷氣撥痛○合酒煎服治產後
崩中下血不止

禁 露根不可用

忌 飴糖羊肉鐵器

解 大戟巴豆毒

贋 溪蓀為偽

草之草

菊花 無毒

叢生

花菊州衡　　花菊州鄧

菊花

中煩熱安腸胃利五脉調四肢 以上黑字名醫所錄

老延年 以上朱字神農本經 療腰痛去來陶陶除胸

皮膚死肌惡風濕痺久服利血氣輕身耐

菊花 出神農本經 主風頭眩腫痛目欲脫淚出

名

節花　日精　女節　傅延年
更生　周盈　女華　回蜂菊
陰成　玉英　女莖　蔡苦蒿
容成　金精　長生　地薇蒿
羊歡草

苗

圖經曰初春布地生苗夏繁茂至深
秋著花然菊有兩種莖紫氣香而味
甘葉可作羹食者為真一種青莖而
大葉細作蒿艾氣味苦不堪食者名
苦薏非真也葉正相似惟以甘苦別
之爾南陽亦有兩種白菊葉大似艾
葉莖青根細花白蘂黃其黃菊葉似
茼蒿花蘂都黃然今服餌家多用白
者南京又有一種開小花花辨下有
小珠子如實謂之珠子菊十一月採

實入藥亦佳 [衍義曰] 菊種不當數十

惟單葉花小而黃葉深綠小薄應候

而開者宜入藥用月令

所謂菊有黃花者是也

[圖經曰] 生雍州川澤及南陽山谷田

野中南京穎川汝南上黨建安順政

郡河內今處處有之

[道地] 南陽菊潭者佳

[時] [生] 春生苗

[採] 正月根三月葉五月莖九月花

[收] 陰乾

[用] 花藥甘美者爲好

[質] 類旋覆花

色	黄白
味	甘
性	平緩
氣	氣之薄者陽中之陰
臭	香
主	除風明目
助	水拘把根桑根白皮爲之使
治	療藥性論云熱頭風旋倒地腦骨疼痛身上諸風日華子云四肢遊風

利血脉心煩胸膈雍悶并癱毒頭

痛^{別錄云}頭風目眩胸中沟沟目

淚出風痹骨肉痛作枕療頭目風

熱○葉擣汁療疔腫垂死神効

補^{日華子云}花上水

歙之益邑壯陽

倉

白菊花三斤以生絹囊盛貯用酒三

斗經七日服之日用三次療丈夫婦

人久患頭風眩悶頭髮乾落胸中痰

結發時即頭旋眼昏暗不覺欲倒者

○白菊合巨勝茯苓蜜丸主風眩益

顏邑變白不老○甘菊花葉莖根等

分以成日千杵爲末合酒調下一錢

或合蜜丸如梧桐子大酒服七丸九日

三服之能輕身潤澤明目黑髭○九

月九日採菊花爲末酒飲方寸匕治

潞州人参

草之草

人参 無毒 植生

不醒

酒醉

威勝軍人參　兗州人參

滁州人參

人參 本經

出神農

主補五臟安精神定魂魄止

驚悸除邪氣明目開心益智久服輕身延

年神農本經療腸胃中冷心腹鼓痛胸脅

以上朱字

逆滿霍亂吐逆調中止消渴通血脈破堅

積令人不忘

名醫所錄

名

人銜 鬼蓋 神草

人微 土精 血參

苗

圖經曰

春生苗初夏有花細小如粟

藥如絲紫白色秋後結子或七八枚

如大豆生青熟紅自落根如人形者

有神其苗初生小者三四寸許一椏

莖至十年後生三椏年深者生四椏

五葉四五年後生兩椏五葉未有花

各五葉中心生一莖俗名百尺杵多

生於深山中背陰近椏賈音漆下濕潤

處故讚曰三椏五葉背陽向陰欲來

求我椵樹相尋蓋椵樹葉大蔭廣故

也陶隱居云一莖直上四五葉相對

而生花紫色根長而黃狀如防風多

潤實而甘百濟者形細而堅白氣味

薄遼東者形大而虛軟不及百濟遠

矣

【衍義曰】今之用者皆河北榷場博

易到盡是高麗所出率虛軟味薄不

若潞州上黨者味厚體實爲佳也【湯

【液本草云】味既甘溫調中益氣卽補

肺之陽泄肺之陰也若便言補肺而

不論陰陽寒熱何氣不足則悞矣若

肺受寒邪宜此補之肺受火邪不宜

用也肺爲天之地卽手太陰也清

傷熱則宜沙參凉而不貴熱其象可知若

蕭之臟貴凉而不貴熱其象可知若

此沙參苦甘微寒補五臟

之陰也用者宜當審之

【圖經曰】生上黨山谷及閩中新羅今

貴

【地】

河東泰山諸州皆有之【唐本注云】潞

							州平州澤州易州櫃州箕州幽州嬀
							州太行山[藥性論云]渤海[道地]遼東
							高麗上
							黨者佳
時	生						春生苗
	採	八月上旬取根					
收		以竹刀刮淨暴乾勿令見風					
		和細辛密封經年不壞					
用		根滋潤堅實者爲好					
質		類桔梗而似人形					
色		淡黃					
味		甘					

治	製	反	助	主	臭	氣	性
〔療〕藥性論云吐逆不下食止霍亂煩悶嘔噦〔湯液本草云〕瀉脾肺胃中	〔雷公云〕凡使要肥大塊如雞腿并似人形者採得陰乾去蘆剉碎用	藜蘆惡鹵鹽溲䟽	伏苓馬蘭爲之使	保中守神生津益氣	香	氣味俱輕陽也陽中微陰	微寒溫緩

二〇四

火邪

[補]藥性論云五臟氣不足五勞七傷
虛損痰弱海藥云養臟腑益氣安
神湯液本草云胛肺陽氣不足及
能補肺氣促短氣少氣補中而緩中
又云補陽利氣脉不足者是亡血
也人參補之

[合治]合馬藺爲之使消胸中痰主肺痿吐
膿及癰疾冷氣傷寒不下食患人虛
而多憂紛紜○合白术乾薑甘草各
三兩水煎服療胸痹心中痞堅留氣
結胸胸滿脅下逆氣搶心○合麥門
冬五味子名生脉散夏月服之以救
肺金生化之源○茯苓爲之使補下
焦元氣瀉腎中火邪○人參三分合

升麻一分爲引用補上升之氣○合
乾薑治裹虛腹痛益脾補氣

禁　肺熱者勿服

代　〔易老云〕沙參代人參取其味甘可也

解　金石毒

贋　桔梗薺苨爲贋

草之草

天門冬　無毒　叢生

西京天門冬　漢州天門冬

兖州天門冬　　建州天門冬

冬門天州溫　　冬門天州梓

天門冬　出神農本經

主諸暴風濕偏痹強骨髓以

殺三蟲去伏尸久服輕身益氣延年朱字以上

神農本經　保定肺氣去寒熱養肌膚益氣力利

小便冷而能補不饑　名醫所錄　以上黑字

名

溢羊藿　顛勒　無不愈

溢羊食　顛棘　筵門冬　管松

稀體　滿冬薜蘽〔門音〕　百部

浣草　薜蘽

苗

圖經曰　春生藤蔓大如釵股高至丈

餘葉如茴香極尖細而疎滑有逆刺

亦有澀而無刺者其葉如絲杉而細

散夏開白花亦有黃色者秋結黑子

在其根枝傍其根白或黄紫色大如

手指長二三寸大者爲勝頗與百部

根相類然圓實而長一二十枚同撮

洛中出者葉大幹麁殊不相類嶺南

産者入伏後但無花暗結子餘無他

異 枹朴子云 神仙食服方云在東嶽

名溢羊藿在中嶽名天門冬在西嶽

名管松在北嶽名無不愈在南嶽名

百部雖在京陸山阜名顛棘雖處處皆

有名雖各異其實一也生高地根短

葉細似黄根長而味多苦氣

味甜氣香者爲上其生水側下地者

臭者爲下亦可服食令人下氣爲

益服之百日皆力壯兼倍駛於术及

黄精也 唐本注云 此有二種苗有刺

而澀者無刺而滑者俱是門冬顛刺

草部 八

味	甘苦
色	赤黃
質	形類百部而脂潤
用	根圓而短實者爲好
收	暴乾
時	〔生〕春生苗　〔採〕二月三月七月八月取根
地	〔圖經曰〕北嶽地陰者尤佳　〔道地〕奉高山谷金城今處處有之

浣草者形貌詺嗇之雖作數名終是
一物二根浣垢俱淨故互名之也

性　平寒緩泄

氣　氣薄味厚陽也陽中之陰

臭　朽

主　保肺氣血熱

行　手太陰經足少陰經

助　貝母垣衣地黃爲之使

反　畏曾青

製　[衍義曰]凡使以水漬漉使周潤滲入肌俟軟緩緩擘去心不可浸出脂液

其不知者乃以湯浸一二時柔卻柔

矣然氣味都盡用之不効藥欲其神

不可

得也

治

療藥性論云肺氣欬逆喘息促急除

熱通腎氣肺痿生癰吐膿濕疥止

消渴去熱中風令人肌體滑澤除

身上一切惡氣不潔之疾令人白

净湯液本草云渫滯血及血妄行

補湯液本草云助元氣

倉補湯液本草云

合地黃爲使服之柰老頭不白能冷

補患人體虛而熱○合貝母爲使鎮

心潤五臟益皮膚悅顏邑補五勞七

傷肺氣并嗽消痰熱癖熱毒遊風煩

悶吐血○合蜜煮之食後服補虛勞

肺勞止渴去熱風○暴乾擣篩合酒

服方寸匕治風癲引脇牽痛發作則
吐耳如蟬鳴又除瘟瘴癥瘕積聚風
痰癲狂○合人參黃耆爲主保肺氣
血熱侵肺止喘氣促用之神効
勿食鯉魚誤食中毒以浮萍解之

禁

草之草

甘草　無毒　叢生

汾州甘草

府州甘草

汾州甘草

甘草

出神農
本經

主五臟六腑寒熱邪氣堅筋
骨長肌肉倍力金瘡尰 時勇 切 解毒久服輕
身延年 以上朱字 神農本經 溫中下氣煩滿短氣傷
臟欬嗽止渴通經脈利血氣解百藥毒爲

九土之精安和七十二種石一千二百種

草以上黑字

草名醫所錄

名

國老 蜜甘 美草 蜜草

蓂草 大苦 蕭翹與芩 蜜草

苗 圖經曰 春生青苗高一二尺葉如槐

葉七月開紫花似奈冬結實作角子

如畢豆根長者三四尺麤細不定皮

赤上有橫梁梁下皆細根也然有數

種以堅實斷理者爲勝其輕虛縱理

及細韌者不堪惟貨湯家用之 爾雅

云 蕭蔓延生葉似荷青黃莖赤有節

節有枝相當或云蕭似地黃詩唐風

云采苓采苓首陽之巔是也蕭與芩

通用而先儒所說苗葉與今全別豈

種類有不同者哉

地〔圖經曰〕河西川谷積沙山及上郡今陝西河東州郡皆有之〔陶隱居云河西上郡及蜀漢諸夷中者佳〕

〔道地〕山西隆慶州者最勝

時〔生〕春生苗　〔採〕二月八月除日取根

收　暴乾十日成

用　根堅實有粉而肥壯者爲好

質　類黃者皮麁而赤

色　皮赤肉黃

味	性	氣	臭	主	行	助	反
甘	平温緩	氣味俱厚陽也	香	生瀉火炙和中	足厥陰經太陰經少陰經	朮乾漆苦參爲之使	甘遂大戟芫花海藻惡遠志

製　炙去蘆頭刮赤皮生亦可用

治

療藥性論云腹中冷痛并驚癇除腹
脹滿及腎氣內傷令人陰痿及婦
人血瀝腰痛虛而多熱

安魂定魄驚悸煩悶健忘通九竅

利百脈解冷熱別錄云小兒中蠱
欲死

補藥性論云益五臟日華子云五勞
七傷一切虛損益精養氣壯筋骨

倉　合去皮生薑治赤白痢○合豆蔻治
冷熱赤白痢及霍亂
中滿者勿服

禁

忌　豬肉

冀州地黄

解 百藥毒 烏頭 巴豆毒

草之草

生地黃 無毒 毒

植生

沂州地黄

生地黃主婦人崩中血不止及産後血上

薄心悶絕傷身胎動下血胎不落墮墜踠

折瘀血畱血衄鼻吐血皆擣飲之所錄 名醫

名

地髓 苄虎音 芑

苗 圖經曰 二月生葉布地似車前葉上
有皺文而不光高者尺餘低者三四
寸其花似油麻花而紅紫色亦有黃
花者其實作房如連翹子甚細而沙
褐色其根色狀與南胡蘿蔔逼直但
麤細長短不一 日華子云 生者水浸
有浮者名天黃不堪用半沉者名人
黃爲次其沉者名地黃最佳也 衍義
曰 地黃葉如甘露子花如脂麻花但
有細班點北人謂之牛妳子花其莖
白毛者是也
微細短促而有

地 圖經曰 咸陽川澤及同州今處處有
之 陶隱居云 渭城彭城歷陽江寧道
地今懷慶
者爲勝

時	收	用	質	色	味	性	氣
生春生葉 採二月八月取根	陰乾	根肥大者爲好	類南胡蘿蔔而脆	黃	甘苦	大寒洩	味厚氣薄陰中之陽

臭　香

主　安心神凉血熱

行　手太陽經少陰經

助　得麥門冬清酒良

反　惡貝母畏菵茰

製　酒浸上行或擣汁用

治　療藥性論云　解諸熱破血通利月水
閉絕不利水道擣薄心腹能消瘀
血病人虛而多熱加而用之李杲
云凉心火之血熱瀉脾土之濕熱

止鼻中之衄熱除五心之煩熱

補 湯液本草云 生血益腎水真陰不

足 蕭炳云

黑鬚髮

倉 與木通同用以導赤也

忌 蘿蔔蔥白韭白薤白銅鐵器

草之草

熟地黃 無毒

黄地暴九　　黄地蒸九

乾熟地黄 出神農本經

主折跌絕筋傷中逐血

痹塡骨髓長肌肉作湯除寒熱積聚除痹

久服輕身不老 以上朱字神農本經

主男子五勞七

傷女子傷中胞漏下血破惡血溺血利大

小腸去胃中宿食飽力斷絕補五臟內傷

不足通血脉益氣力利耳目 以上黑字名醫所錄

名

熟芐

苗

謹按苗葉文具生地黄條下舊本製治混而不分考其功用隨其生

熟故表出之然蒸曝者謂之熟地

黃其製之法以生地黃去皮甗鍋

上柳木甑蒸之攤曬令乾拌酒再

蒸如此九度謂之九蒸九曝乃平

易之法耳及據圖經曰八月取根

以水浸驗其浮者名天黃不堪用

半浮半沉者名人黃爲次惟沉水

肥實者名地黃爲上以水净洗併

去細而根節瘦短者取二三十斤

曝乾又以二三十斤搗取汁置銀

磁器中入地黃浸令透先於飯上

蒸三四過時時蒸曝使汁盡爲度

其色黑如漆味甘如飴脂

桑而潤澤此法爲至精也

磁器藏之

収

用	根肥大柔潤者爲好
質	類乾黃精而細長
色	黑
味	甘
性	寒緩
氣	味厚氣薄陰中之陽
臭	香
主	補諸虛益腎水

行 手少陰經厥陰經足少陰經

助 得麥門冬清酒良

反 惡貝母畏菰黃

治 療藥性論云 溫中下氣通血脉吐血

不止日華子云止衄婦人崩中

血暈 李杲云 傷寒後脛股

最痛新產後臍腹難禁

補 藥性論云補虛損久服變白延年

日華子云助心膽氣安魂定魄止

驚悸勞劣心肺損助筋骨長志 李

杲云活血氣封填骨髓滋腎水補

益眞

陰

忌

蘿蔔葱白韭白薤白銅鐵器

草之草

蒼朮 無毒　植生

荊門軍蒼朮

歙州蒼朮

石州蒼朮

齊州蒼术　　商州蒼术

蒼术主治與白术同若除上濕發汗功最

大若補中焦除濕力小於白术也本草但

言术而不分蒼白其蒼术別有雄壯之氣

以其經泔浸火炒故能出汗與白术止汗

特異用者不可以此代彼所錄

名 名醫

　山連　山精　天蘇　山薊

苗 圖經曰春生苗葉葉細無毛兩兩相

對莖作蒿蘚狀而青赤邑長二三尺

夏開花似刺薊花而紫碧邑入伏後

結子至秋苗枯其根似薑而無椏傍

有細根皮黑肉黃中多膏液其味苦
甘而烈惟春及秋冬取者爲佳易生
白霜者
是也

地〔道地〕出鄭山山谷漢中南鄭今處處有之
茅山蔣山嵩山者爲勝

時〔生〕春生苗
〔採〕八九月十一十二月取根

收　暴乾

用　根乾堅實者爲好

質　類薑而無椏

色　黑褐

味	苦甘
性	溫緩
氣	味厚氣薄陰中陽也
臭	香
主	除濕寬中
行	足陽明經足太陰經
助	防風地榆為之使
製	米泔浸洗刮去麄皮

草之草

白术 無毒 植生

忌 桃李雀肉菘菜胡荽大蒜青魚

合 合香附撫芎解諸鬱斝

婦人冷癥瘕溫疾山嵐瘴氣

（日華子云）一切風疾冷氣腹脹

寒熱水腫脹滿腹內冷痛吐瀉不

治療 （藥性論云）大風癩痒心腹脹痛除

白术
出神農本經　主風寒濕痺死肌痙渠井疽切

止汗除熱消食作煎餌久服輕身延年不饑

　神農本經　主大風在身面風眩頭痛目

淚出消痰水逐皮間風水結腫除心下急

滿及霍亂吐下不止利腰臍間血益津液

暖胃消穀嗜食　名醫所錄

以上黑字

名 乞力伽　山薑　山芬　馬薊　楊枹音孚薊

圖經曰　春生苗葉葉大有毛兩兩相

對莖作蒿簳狀而青赤邑長二三尺

夏開黄白花入伏後結子至秋苗苦

其根似薑而有稜傍有細根皮褐肉

白中少膏液其味甘苦而不烈惟春

及秋冬取者佳到碎不生霜者是也

謹按二朮圖經云春月採根蓋值

春生之際元氣發於苗則根不實

而力薄固非其時矣秋冬採根

之則元氣歸於根而力全也

[圖經曰]宣州舒州及鄭山山谷漢中

南鄭今處處有之[道地]杭州於潛佳

[生]春生苗

[採]八九月十一十二月取根

暴乾

根堅白不油者爲好

質	色	味	性	氣	臭	主	行
類生薑而皮簏皺	土褐	甘	温洩緩	味厚氣薄陰中陽也	香	除濕健脾	手太陽經少陰經足陽明經太陰經少陰經厥陰經

含							治	製	助	
藥補脾○合澤瀉療心下有水○合	潔古云合枳實消痞悶○合人參芍	日華子云五勞七傷壯腰膝	氣主氣在血主血	上而皮毛中而心胃下而腰臍在	及皮間風止汗消痞補胃通水道	腰臍間血除胃中熱去諸經之濕	煩長肌 湯液本草云 和中益氣利	止翻胃及筋骨軟弱痿痺癖氣塊除	痢 日華子云消痰治水氣利小便	胃去痰涎止下洩嘔逆胃氣虛冷	療 藥性論云 多年氣痢消導宿食開	去蘆刮皮	防風地榆為之使

单州菟絲子

草之走

菟絲子 無毒

蔓生

忌

桃李雀肉菘菜胡荽大蒜青魚

安胎

黃芩能

菟絲子 出神農 主續絕傷補不足益氣力

本經

肥健汁去面䵟久服明目輕身延年 以上朱字

神農

本經

養肌強陰堅筋骨主莖中寒精自出

溺有餘瀝口苦燥渴寒血爲積 名醫所錄 以上黑字

名

菟蘆 菟縷 菟纍 玉女 蔦

赤網 唐蒙

苗

圖經曰 夏生苗如絲綜蔓延草木之

上六七月結實極細如蠶子然有二

種邑黃而細者名赤網色淺而大者

名菟纍其功用並同書傳多云菟絲

無根其根不屬地假氣而生今觀其

苗初生若絲遍地不能自起得草梗

則纏繞隨上而生其根漸絕於地
而寄空中信書傳之說不謬矣

地　圖經曰生朝鮮川澤田野及近京亦
有之〔道地〕宛句者為勝

時　〔生〕夏生苗　〔採〕八月九月取實

收　暴乾

用　子堅實細者為好

質　類如蠶子而細

色　土黃

味　辛甘

製	反	助	主	臭	氣	性
雷公云全採得去麄薄殼了用苦酒浸二日瀝出用黃精自然汁浸一宿至明微用火煎至乾入日中熱燒鐵杵一千餘杵成粉用苦酒并黃	惡葳菌	得酒艮山藥松脂爲之使	駐悅顏色強陰益精	香	氣之薄者陽中之陰	平散緩

精自然汁與蒐
絲子相對用之

治

療 藥性論云 去腰疼膝冷及消渴熱
中 日華子云 鬼交洩精尿血潤心

肺

補 藥性論云 男子女人虛冷添精益
髓 日華子云 五勞七傷
雷公云 益氣助筋脈

倉

合牛膝內銀器中酒浸五日暴乾酒
糊丸如桐子大空心酒下治丈夫腰
膝積冷疼痛或
頑麻無力

贋

天碧草子爲僞

單州牛膝

草之草

牛膝 無毒

植生

懷州牛膝

歸州牛膝

滁州牛膝

牛膝
本經

出神農

主寒濕痿痹四肢拘攣膝痛

不可屈伸逐血氣傷熱火爛墮胎久服輕

身耐老
神農本經

以上朱字

療傷中少氣男子陰消

老人失溺補中續絕塡骨髓除腦中痛及

腰脊痛婦人月水不通血結益精利陰氣

止髮白　以上黑字

名　百倍

苗　圖經曰春生苗莖高二三尺青紫邑
有節如鶴膝及牛膝狀故以名之葉
尖圓如匙兩兩相對於節上生花作
穗秋結實甚細此有二種莖紫節大
者爲雄青細者爲雌根極長大
而枖潤者佳莖葉亦可單用
者爲佳

地　圖經曰生河內川谷及臨朐今閩粵
關中江淮蔡州蘇州亦有之　道地
州者爲佳

臭	氣	性	味	色	用	收	時	
							採	生
腥	氣之薄者陽中之陰	平緩收	苦酸	土褐	根肥潤者爲好	陰乾	二月八月十月取根	春生苗

主 填髓壯筋

反 惡螢火陸英龜甲畏白前

製 雷公云去蘆并土以黃精自然汁浸一宿漉出焙乾剉碎用或酒浸炒用

治 療藥性論云陰痿逐惡血流結日華子云腰膝軟怯冷弱破癥結排膿
止痛産後心腹痛
并血暈落死胎

倉 補藥性論云益腎填精助十二經脉日華子云壯陽
病人虛羸加用之
合酒煮飲療小便不利莖中痛欲死爲末五兩合
兼婦人血結腹堅暴痛
生地黃汁五升晝暴夜浸汁乾爲度
蜜丸桐子大每服五六十丸空心溫

草之木

茺蔚子 無毒

特生

							忌	禁	
							牛肉	妊娠不可服	酒下治消渴不止下元虛損久服壯
								癃癖并骨疽癲病及痞瘤	筋骨駐顏皂黑髮津液自生○爲末
									合酒服方寸七日三療風瘙

草之木

茺蔚子 無毒

特生

茺蔚子

茺蔚子 出神農 本經 主明目益精除水氣久服

輕身〇莖主癮瘲瘙瘍可作浴湯 以上朱字神農本經

子療血逆大熱頭痛心煩 以上黑字名醫所錄

名
莖益母 益明 大札 蓷臭草
蓷臭穢 蕉蓷 萑蓷 礬臭

苦低草　貞蔚　蓷　擔　夏枯草

苗

圖經曰　葉似荏葉莖作四方稜至夏
節節開白花實似雞冠子黑色陸機
云韓詩及三蒼皆云蓷益母也故曾
子見子感恩劉歆亦謂蓷臭穢即茺
蔚是也

地

圖經曰　生海濱池澤及園圃田野間
處處有之

時

生春生苗
採五月取莖九月取子

收

暴乾

用

莖子

製	主	臭	氣	性	味	邑	質
圖經曰唐天后鍊益母草澤面法五月五日採根苗其者勿令著土暴乾	子明目益精 葉難產浮腫	臭	氣之薄者陽也	微溫緩散	辛甘	黑	類薪蕢子

擣羅以水和之令極熟團之如雞子

大再暴仍作鑪四傍開竅上下置火

安藥中央大火燒一炊久卽去大火

畱小火養之勿令絕經一伏時出之

甆器中研治篩再研三

日收之使如澡豆法

治

療陳藏器云入面藥令人光澤○莖

　　　　　汁療腫下水

傅乳癰惡腫癰痛服汁消浮腫

圖經曰莖煮食療小兒痄痢沉困

乿死者飲汁療女子因熱病胎死

腹中及難產唐本注云莖產後血

脹悶諸雜毒腫丹遊等腫擣傅疔

腫并取汁服使毒內消及滴耳中

消聤耳並蛇毒毒傅之良名醫別錄

云莖葉汁療產

後血暈心氣絕

莖煎膏合酒服治折傷內損天陰則

倉	莖煎膏合酒服治折傷內損天陰則痛及産婦惡露不盡血暈諸疾○燒灰以麵湯澳燒之偏除面上風刺
忌	鐵器

草之草

萎蕤　無毒　　植生

蘘荷

滁州蘘荷

萎蕤　出神農主中風暴熱不能動搖跌筋

本經

結肉諸不足久服去面黑䵟好顏色潤澤

輕身不老　以上朱字神農本經心腹結氣虛熱濕毒

腰痛莖中寒及目痛眥爛淚出　名醫所錄以上黑字

名　萎蕤　地節　玉竹　馬薰　熒

苗

圖經曰葉狹而長表白裏青亦類黃

精莖稈強直似竹箭籮有節節上有

毛莖班葉尖處有小黃點三月開青

花結青圓實根黃多鬚大如指長一

二尺或云可啖

謹按本經與女萎同條云是一物
二名又云自是二物然女萎味辛

性温主霍亂洩痢萎蕤味甘平主
虛熱濕毒腰痛兒萎蕤乃用根而女

萎用苗葉二者主治
既殊實非一物矣

漢中 生泰山山谷丘陵滁州舒州

時 生初春生苗
採立春後取根

收 陰乾

用 根

質 類黄精而小異

製	反	主	臭	氣	性	味	色
[雷公云]竹刀刮去節皮洗净以蜜水浸一宿蒸焙用	畏鹵鹹	潤肺除熱	臊	氣厚於味陽也	平緩	甘	淡黃

治

療圖經曰虛熱濕毒腰痛藥性論云

時疾寒熱頭痛不安加而用之陳

藏器云調氣血日華子云除煩

悶止渴潤心肺及天行熱狂

補藥性論云內補不足虛勞客熱陳

藏器云聰耳明目令人強壯蕭炳

云補中益氣日華子云五

勞七傷虛損腰脚疼痛

云補中益氣去三蟲輕

倉

身不老變白潤肌膚煖腰脚

合漆葉爲散療五臟益精去三蟲輕

偽

鈎吻黃精爲偽

草之草

防葵 無毒

襄州防葵

植生

防葵出神農本經 主疝瘕腸洩膀胱熱結溺不下欬逆溫瘧癲癎驚邪狂走久服堅骨髓

令人恍惚見鬼

以上黑字名醫所錄

名

梨蓋　房慈　爵離　農果

利茹　方蓋

苗

圖經曰　春生葉似葵葉每莖三葉一

本十數莖中發一幹其端六月開花

如葱花景天輩其根葉似葵花子根

香味似防風故名防葵今以枯朽狠

毒當之極爲謬矣其防葵置水

不沉狠毒則不然以此爲別爾

地

圖經曰　生臨淄川谷及嵩高少室泰

山襄陽望楚山東皆有之道地興州

滿臚脹口乾除腎邪強志中火者不可服

益氣輕身　神農本經　療五臟虛氣小腹支

以上朱字

二六八

時	收	用	質	邑	味	性	氣
生春生葉 採三月三日取根	暴乾	根不蚛者爲好	類防風	土黄	辛甘苦	寒散濿	味厚於氣陰中之陽

臭

香

主

邪氣驚狂

製

〔雷公云〕凡使先湏揀去蟲末用甘草湯浸一宿漉出暴乾用黃精自然汁一二升拌了上器中炒令黃精汁盡爲度

治

〔藥性論云〕疝氣痃癖氣塊膀胱宿

水血氣瘤大如椀悉能消散鬼瘧

百邪鬼魅

精恠通氣

贗

枯朽狠毒爲僞

丹州柴胡

草之草

柴胡 無毒

植生

草部

濮州柴胡

柴胡
本經

出神農

主心腹去腸胃中結氣飲食

積聚寒熱邪氣推陳致新久服輕身明目

益精
神農本經

以上朱字

除傷寒心下煩熱諸痰熱

結實胸中邪逆五臟間遊氣大腸停積水

脹及濕痹拘攣亦可作浴湯　名醫所錄　以上黑字

名

地薰　山菜　茹草葉　芸蒿

柴薑邈音　柴草貌音

苗 圖經曰

二月生苗甚香莖青紫葉似
竹葉稍緊有似斜蒿亦有似麥門冬
而短者七月開黃花一種生丹州者
結青子與他處者不類根赤邑似前
胡而強蘆頭有赤毛如
鼠尾獨窠長者爲佳

地 圖經曰

生洪農山谷及宛句今關陝
江湖間近道皆有之 道地
灤州者　銀州壽州
爲佳

時 生採

生春生苗
採二月八月取根

臭	氣	性	味	色	質	用	收
香	氣味俱輕純陽〔丹溪云〕陰中之陽	平微寒洩	微苦	紫赤	類前胡而細小	根柔軟者為好	暴乾

主 傷寒往來寒熱

行 足少陽經厥陰經

助 半夏爲之使

反 畏女菀藜蘆惡皁莢

製 皮少許細剉用之勿令犯火

〔雷公云〕去蘆銀刀削上赤薄

治 〔療〕〔藥性論云〕熱勞骨節煩疼熱氣肩背疼痛宣暢血氣下氣消食及時疾內外熱不解

〔蕭炳云〕痰滿胸脇中痃〔日華子云〕除煩止驚消痰止嗽潤心肺及天行瘟疾熱狂乏之絕胸脇氣滿健忘〔湯液本草云〕除虛

勞寒熱去早晨潮熱及心下痞胸

膈痛并往來寒熱膽痺〔李杲云〕左

右兩傍脇下痛日晡潮熱往來生

在臟調經內主血在肌主氣上行

經

〔補藥性論云〕勞乏羸瘦〔日華子云〕五

勞七傷益氣力添精補髓〔衍義曰〕

柴胡本經並無一字治勞今人治

勞方中鮮有不用者凡此誤世甚

多嘗原病勞有一種真臟虛損復

受邪熱因虛而致勞故日勞者牢

也湏當斟酌用之如經驗方治勞

熱青蒿煎尤用柴胡味甘補五勞

之無不効曰華子云正合宜耳服

七傷除煩止驚益氣力藥性論云

謂治勞除羸瘦若此等病苟無實

熱醫者取而用之不亡何待詿釋

本草一字亦不可忽蓋萬世所誤

無窮也苟有明哲之士自可處制

中下之士不肯考究往致淪没可

不謹哉可不戒哉如張仲景治寒

熱往來如瘧用柴胡正合其宜

桂以水一斗煮取四升入消石三方

合茯苓桔梗大黃石膏麻子仁甘草

寸匕療傷寒寒熱

頭痛心下煩滿

倉

草之草

麥門冬 無毒

叢生

冬門麥州睦　　冬門麥州隨

麥門冬　出神農本經

王心腹結氣傷中傷飽胃

絡脈絕羸瘦短氣久服輕身不老不飢 以
上

農本經

朱字神

身重目黃心下支滿虛勞客熱口

乾燥渴止嘔吐愈痿蹷強陰益精消穀調

中保神定肺氣安五臟令人肥健美顏色

有子

以上黑字

名醫所錄

卷二　草部

五三

二八一

苗

【圖經曰】葉青似莎草長及尺餘四季
不凋根黃白色有鬚根作連珠形似
穬麥顆故名麥門冬四月開淡紅花
如紅蓼花實碧而圓如珠江南出者
葉大如鹿蔥小者如韭大小雖
有三四種其功用亦相似也

地

【圖經曰】生函谷川谷及堤坂肥土石
間久廢處今所在有之【道地】江寧新
安者佳吳
地尤勝

時【生】四季不凋【採】二月三月八月十月取根

收　陰乾

用　根上子以肥大者爲好

質	色	味	性	氣	臭	主	行
根如連珠形似穬麥顆	淡碧	甘微苦	平洩緩	氣厚於味陽中微陰	朽	肺熱煩渴	手太陰經

助　地黃車前子為之使

反　畏苦參青蘘苦芺木耳惡欵冬花苦
瓠

製　凡使以水漬漉周潤俟柔軟去心用
若以湯浸則氣味失矣

治　
療
藥性論云　熱毒止煩渴面目肢節
浮腫下水肺痿吐膿療心腹結氣
身黑目黃心下苦支滿　日華子云
止渴肥人時疾熱狂頭痛止嗽陳
熱體勞止嘔開胃下痰飲　東垣云
退肺中隱伏之火生肺中不足之
金止燥渴陰得其養補虛勞益氣
強陰

補
藥性論云　泄精　日華子云　五勞七

傷安魂定魄〔衍義曰〕心肺虛熱并
虛勞客熱〔湯液本草二云〕益心氣不
足及血
妄行

倉

鮮肥麥門冬二兩以苦瓠汁浸經宿
去心搗爛内宣州九節黃連末二兩
和劑並手丸如梧桐子大食後飲下
五十丸止消渴〇合白蜜銀器中重
湯煮攪不停手候如飴乃成酒化温
服之補中益心悅顏色安神益氣令
人肥健其力甚駛〇合五味子人
參爲生脈之劑補肺中元氣不足

禁

不抽心令人煩悶絕
穀寒多人不可服

草之草

獨活 無毒

叢生

文州獨活

茂州獨活　　鳳翔府獨活

獨活 出神農本經

主風寒所擊金瘡止痛賁豚

癎痓 音 女子疝瘕久服輕身耐老 以上朱字神農
熾

本經療諸賊風百節痛風久新者此草得風

不搖無風自動 以上黑字名醫所錄

名 胡王使者 獨搖草

苗 圖經曰 春生苗葉如青麻六月開花
作叢而黃夾石上生者結實時則葉
黃土脈中生者則葉青此草一莖直
上得風不搖無風自動故名獨活以
微黃白色而作塊
形虛大者是也

味	色	質	用	收	時		地
苦辛	微黃白	類前胡而麤麤大	根虛大者爲好	暴乾	〔採〕二月八月取根 〔生〕春生苗	蜀漢者爲佳 西川茂州〔道地〕 州鳳翔府陶隱居云出益州北部及	〔圖經曰〕雍州川谷或隴西南安及文

性 溫洩散

氣 氣味俱薄陽也〔東垣云〕陰中之陽

臭 香

主 風寒濕痹

行 足少陰經

助 蟊實爲之使

製 去蘆淨用

治 〔療〕〔藥性論云〕諸中風濕冷奔喘逆氣
皮肌苦痒手足攣痛勞損及風毒

齒痛〔湯液本草云〕頭眩目暈及燥
濕經云風能勝濕又云獨活細而
低治足少陰伏風而不治太陽故
兩足寒濕痺不能動止非此不能
除〔東垣云〕諸風掉眩頸項
難伸風寒濕痺兩足不仁○合地黃等
分每服三錢治牙風上攻腫痛○每
合細辛療少陰經頭痛○

〔倉〕

用四兩合好酒一升煎半升溫
服治中風通身冷口噤不知人

草之草

羌活　無毒

叢生

羌活主遍身百節疼痛肌表八風賊邪除

新舊風濕排腐肉疽瘡亦去溫濕風一身

盡痛非此不能除

名醫所錄

羌青　護羌使者

圖經曰　春生苗葉如青麻六月開花

作叢而紫夾石上生者結實時則葉

黃土脈中生者則葉青此草得風不

搖無風自動以紫邑而節密者為羌

活也

謹按舊本羌獨不分混而為一然

其形邑功用不同表裏行經亦異

故分為二則

各適其用也

地
圖經曰　出雍州川谷或隴西南安及文州寧化軍陶隱居云出益州北部及西川道地今蜀漢出者佳

時
生　春生苗
採　二月八月取根

收
暴乾

用
根節密者為佳

質
類川大黃苗而有節

色
紫赤

味	性	氣	臭	主	行	助	製
苦辛	溫散	氣味俱輕陽也 東垣云 陰中之陽	香	肢節疼痛	足太陽經厥陰經	蠡實為之使	去蘆淨用

治療 [唐本注云] 除風兼水 [藥性論云] 賦
風失音不語多癢血癩手足不遂
口面喎斜遍身瘴痺 [日華子云] 一
切風并氣筋骨拳攣四肢羸劣頭
旋明目赤疼及伏
梁水氣通利五臟

補 [日華子云] 五勞七傷
虛損冷氣骨節酸疼

禽 爲末每服五錢水酒各半盞煎去滓
温服治産後中風語澀四肢拘急○
合川芎治足太陽
少陰頭痛透關節

草之草　　　　　植生

升麻 無毒

茂州升麻

漢州升麻

秦州升麻

滁州升麻

升麻主解百毒殺百精老物殃鬼辟瘟疫

瘴氣邪氣蠱毒入口皆吐出中惡腹痛時

氣毒癘頭痛寒熱風腫諸毒喉痛口瘡久

服不夭輕身長年 名醫
所錄

名

周麻

苗

圖經曰 春生苗高二三尺葉似麻葉

而青四五月著白花似粟穗六月結

黑實根紫如蒿根有鬚多孔其孔如

眼用引諸藥上升故俗謂之鬼眼升

麻也

地		時	收	用	質	色	味
〔圖經曰〕出陝西及寧州嵩高淮南州郡皆有之〔道地〕益州川谷及蜀川者	〔生〕春生苗〔採〕二月八月取根	暴乾	根堅實者爲好	類羌活而多鬚	青白	甘苦

爲勝

性 平微寒

氣 氣厚味薄陽中之陰[東垣云]陰中之陽

臭 香

主 解肌升胃氣

行 手陽明經太陰經足陽明經

製 [雷公云]以刀刮去麤皮一重用黃精
自然汁浸一宿出蒸暴乾用

治 [療圖經曰]咽喉腫痛口舌生瘡解傷
寒頭痛并諸丹毒[藥性論云]小兒
風驚癇時氣熱壅閉不通口瘡煩
悶療癰腫豌豆瘡水煎綿沾拭瘡

本草品彙精要 卷之 草部 卅三

上又主百邪鬼魅 [日華子云] 安魂

定魄鬼附啼泣遊風腫毒口氣疰

蠱 [丹溪云] 理胃解肌肉間熱脾痺

手足陽明傷風引用之要藥及發

散本經

風邪

補湯液本草云 陰中升陽氣於上行不可缺也於

[倉] 元氣不足者用此於

豉二升微熬同擣末蜜丸每服三十

合犀角黃芩朴消梔子大黃各二兩

龍治四肢大熱大便難○以五兩合

水蜜煎三沸半服半傅治時行病發

合芍藥葛根等分甘草少許治

瘡○合芍藥葛根及小兒斑瘮

春溫頭疼發熱及

[禁] 升麻入足陽明若初病太陽證便服

升麻葛根發出陽明經汗或失之過

陽明經燥太陽經不可解必傳陽明

矣投湯不當非徒無益而又害之

瘀血入裏若衄血吐血者犀角地黃

湯乃陽明經聖藥也如無犀角以升

麻代之升麻犀角性味相遠不同何

以代之蓋以升麻止是引地黃及餘

藥同入

⬡陽明爾

⬡解 喉痺腫邪氣惡毒入腹

⬡贋 落新婦爲僞

草之草

車前子 無毒 叢生

車前子

車前子 出神農 主氣癃止痛利水道小便
本經

除濕痺久服輕身耐老 以上朱字
神農本經 男子傷

中女子淋瀝不欲食養肺強陰益精令人

有子明目療赤痛○葉及根味甘寒主金

瘧止血衄鼻瘀血血瘕下血小便赤止煩

下氣除小蟲

名醫所錄

以上黑字

名

牛遺　蝦蟇衣　馬舄音昔　勝舄

牛舌草　芣苢音浮苢以音嗜

苗

圖經曰　春生葉布地如匙面累年者

長及尺餘穗如鼠尾花甚細青色微

赤實如葶藶赤黑色今人家庭除中

多有之亦可作茹蜀中尤尚郭璞云

大葉長穗好生道傍喜在牛

跡中生故曰車前當道也

地

圖經曰　生真定平澤丘陵道路中今

江湖淮甸近京北地處處有之道地

開州者為最

氣	性	味	色	質	用	收	時
味厚於氣陰中之陽	冷輭	甘鹹	黑	類雞冠子	子黑細者爲好	陰乾	採 五月五日取苗七月八月取實 生 春生苗

臭　朽

主　明目利小便

助　常山爲之使

製　雷公云凡使須一窠有九葉內藝莖
可長一尺二寸者和藥葉根去土稱
重一鎰者力全堪用使葉勿使藥
莖其葉剉於新瓦上攤乾用之

治　療圖經曰婦人難產○葉生研以水
解飲之止衂血　藥性論云去風毒
肝中風熱毒風衝眼目赤痛障翳
腦痛淚出及心胸煩熱葉主尿血
明目利小便通五淋　蕭炳云養
肝　東垣云利小便而不走氣

補藥性論云

倉

葉補五臟

合常山為使通小便淋澀壯陽治脘

精心煩下氣○以五兩合葵根切一

升以水五升煎取一升半分三服治

妊娠患淋小便澀水道熱而不通○

為末合米飲服二錢治瀉如神○合

乾地黃麥門冬等分為末蜜丸如梧

桐子大服之治久患內障眼○葉絞

取汁一盞入蜜一合煎溫作二服治

禁

止者

熱痢不

葉擣取汁服療洩精大誤矣此藥甘

滑利小便走洩精氣及主小便赤下

氣有人作菜食小

便不禁嘗為所誤

草之木

木香 ^無毒

植生

木香 出神農本經 主邪氣辟毒疫溫鬼強志主淋露久服不夢寤魘寐 以上朱字神農本經 療氣劣

肌中偏寒主氣不足消毒殺鬼精物溫瘧

蠱毒行藥之精輕身致神仙除肺中滯氣

若治中下焦氣結滯須用檳榔爲使〔以上

黑字

名醫

所錄

名 蜜香

苗〔圖經曰〕根窠大類茄子葉似羊蹄而

長大花開如菊其實黃黑色以根形

如枯骨

者良

地〔圖經曰〕出永昌山谷〔道地〕崑崙及廣

州舶上來者佳

氣	性	味	色	質	用	收	時
味厚於氣陰中陽也〔東垣〕云純陽	溫散	辛苦	土褐	類枯骨	根輕浮苦而粘齒者爲好	日乾	〔採〕不拘時取 〔生〕春生苗

臭香

主調諸氣止瀉痢

助得肉豆蔻陳皮生薑檳榔爲佐使

製不見火細剉用

治療陶隱居云消毒腫除惡氣藥性論
云九種心痛積年冷氣痃癖癥塊
脹滿逐諸壅氣上衝煩悶及霍亂
吐瀉心腹疗刺日華子云除心腹
一切氣止瀉霍亂痢疾安胎健脾
消食及膀胱冷痛嘔逆反胃衍義
曰專泄決胸膈間滯塞冷氣湯液
本草云去肺中滯氣及腹中氣轉

運和胃氣[丹溪云]行肝
經氣火煨可實大腸

⬜[倉]

爲末合酒服治女人血
氣刺心心痛不可忍

⬜[贋]

土青木香爲偽

草之草

青木香 無毒　　　植生

香木青州海　　香木青州滁

青木香主婦人血氣刺心痛不可忍九種

心痛積年冷氣痃癖癥塊脹痛逐諸壅氣

上衝煩悶霍亂吐瀉心腹疗刺

名醫所錄

苗

圖經曰春生苗三四尺葉如牛蒡但
狹長八九寸皺軟而有毛夏開黃花
如金錢其根類甘草而辛香又一種
葉如山芋而開紫花者江淮人呼為
土青木香也

地

圖經曰出岷州及江淮間苑中處處
有之

時

生春生苗
採不拘時

臭	氣	性	味	色	質	用	收
香	味厚於氣陰中之陽	溫	辛苦	青黑	類甫苦參而黑褐	根	日乾

草之走

山藥　無毒

蔓生

行氣

㞷

永康軍山藥

滁州山藥　　明州山藥

山藥 出神農
本經

主傷中補虛羸除寒熱邪氣

補中益氣力長肌肉久服耳目聰明輕身

不饑延年 神農本經 主頭面遊風頭風眼

以上朱字

眩下氣止腰痛補虛勞羸瘦克五臟煩熱

名

薯蕷　山芋　玉延　土薯

藷署　山羊　脩脆　兒草

苗

圖經曰　春生苗蔓延援籬莖紫葉青

有三尖角似牽牛更厚而光澤夏開

細白花大類棗花秋生實於葉間其

狀如鈴南中有一種生山中根細如

指極緊實過於家園種者味更珍美

食之尤益人今江湖閩中出一種根

如薑芋之類皮紫極有大者一枚可

重斤餘但性冷於北地者爾　吳氏云

始生赤莖細蔓五月華白七月實青

黃八月熟落其根中白皮黃類芋

地

圖經曰　生嵩高山谷及臨朐鍾山今

處處有之　陶隱居云　東山南江南康

氣	性	味	色	用	收	時	
						採	生
氣厚於味陽中之陰	溫平緩	甘	皮土褐肉白	白色堅實不蛀者爲好	暴乾或風乾	二月八月取根	春生苗

唐本注云 蜀道 道地 北
都四明今河南者佳

臭　朽

主　安神健脾

助　天門冬麥門冬紫芝爲之使

反　惡甘遂

製　取麤大者用竹刀刮去黄皮以水浸
　　末白礬少許摻水中經宿取净洗去

治　乾用
　　澁風
　　〔療〕〔藥性論云〕去冷氣止腰疼鎮心神
　　安蒐蠱開達心孔多記事〔日華子〕
　　長志安神療洩精健忘〔東垣云〕
　　〔云〕凉而能補亦治皮膚乾燥此物潤

之

草之草

薏苡仁 無毒

薏苡仁　　薏苡草

薏〔音意〕苡〔音以〕以仁本經　主筋急拘攣不可屈，伸風濕痹，下氣。久服輕身益氣。其根，下三蟲。神農本經。

〔以上朱字〕

除筋骨邪氣不仁，利腸胃，消水腫，令人能食。名醫所錄。

〔以上黑字〕

名

解蠡、屋菼〔毯音〕、起實、籔〔籤音〕、䕡〔歲音〕珠、薏珠子。

苗

圖經曰：春生苗莖，高三四尺。葉如黍葉。開紅白花作穗。五六月結實，其邑青白，形如珠子而稍長，故呼薏珠子。

別本注云：今多用漢梁者，氣力劣於真定。真定取青水邑者艮。

三三三

地	〔陶隱居云〕生交阯及漢梁今處處有 之〔道地〕眞定平澤及田野爲佳
時 〔生〕	春生苗
〔採〕	八月取根實
收	暴乾
用	實白微青者爲好
質	類珠子而稍長
色	青白
味	甘
性	微寒緩

氣　氣之薄者陽中之陰

臭　香

主　除肺癰止消渴

製　暴於日中挼之得仁

治　療圖經曰根煮汁除心腹煩滿胸脇痛○葉益中空膓陶隱居云根煮汁去小兒蚘蟲藥性論云殺風筋脉攣急令人能食除肺氣吐膿血咳嗽涂噎上氣破五溪毒腫陳藏器云殺蚘蟲孟詵云乾濕脚氣

合　合苦酒療肺癰心胸甲錯○合麻黃杏仁甘草治風濕身煩疼日晡劇者

禁
妊娠不可服

贋
粳糯為偽

胸痹偏緩急

○合大附子治

草之草

益智子 無毒

叢生

益智子

益智子主遺精虛漏小便餘瀝益氣安神
補不足安三焦調諸氣夜多小便者取二
十四枚碎之入鹽同煎服有神効所錄
名醫

圖經曰益智子葉似蘘荷長丈餘其
根傍生小枝高七八寸無葉花萼作

苗

草部

性	味	色	質	用	時		地
					採	生	圖經曰
溫	辛	黑	如棗許大	去皮用仁	無時	春	今嶺南州郡往往有之 益智子生崑崙國

種生其上如棗許大皮
白中仁黑仁細者佳

氣　氣之厚者陽也

臭　香

主　止嘔噦攝涎穢

行　手足太陰經足少陰經

製　去皮

治　療湯液本草云　治脾胃中受寒邪和中益氣治多唾當于補中藥內兼用之

倉　本脾經在集香丸則入肺在四君子湯則入脾在鳳髓丹則入腎

草果

草之草

草果 無毒

禁

多服

草果溫脾胃止嘔吐霍亂惡心消宿食導
滯逐邪除脹滿却心腹中冷痛 _{補今}

地	謹按草果生廣南及海南
苗	草果形如橄欖其皮薄其色紫其仁如縮砂仁而大又雲南出者名雲南草果其形差小耳
用	仁
質	如橄欖
色	皮紫仁白

味	性	氣	臭	主	製	治	倉
辛	溫	氣之厚者陽也	香	截諸般瘧疾	去皮杵仁	山嵐瘴氣	治瘧疾藥中同青皮厚朴白术半夏 黃芩柴胡茯苓甘草同煎爲清脾湯

同人參厚朴陳皮蒼朮茯苓半夏藿
香甘草同煎爲養胃湯

一種唐本餘

辟蛇雷味苦大寒無毒主解百毒消痰祛
大熱療頭痛辟瘟疫一名辟蛇雷其狀如
麢塊蒼朮節中有眼

二十六種陳藏器餘

藥王味甘平無毒解一切毒止鼻衄吐血
祛煩躁苗莖青苞葉摘之有汁搗汁飲驗

兜木香燒去惡氣除病疫漢武帝故事西
王母降上燒兜木香末兜木香兜渠國所
獻如大豆塗宮門香聞百里關中大疾疫
死者相枕燒此香疫則止內傳云死者皆
起此則靈香非中國所致標其功用爲衆
草之首焉

草犀根味辛平無毒主解諸藥毒嶺南及
睦婺間如中毒草此藥及千金藤並解之

亦主蠱毒溪毒惡惡刺虎狼蠱虺等毒天行

瘴瘧寒熱咳嗽痰壅飛尸喉閉瘡腫小兒

寒熱丹毒中惡注忤痢血等並煎汁服之

其功用如犀故名草犀解毒為最生衢婺

洪饒間苗高二三尺獨莖根細辛研服更

良生水中者名水犀也

海藥云

謹按廣州記云生嶺南及海中

獨莖對葉而生如燈臺草若細

辛平無毒主解一切毒氣虎狼

所傷溪毒野蠱等毒並宜燒碎

服臨死者服之得活

薇味甘寒無毒久食不饑調中利大小腸

生水傍葉似萍爾雅曰薇垂也三秦記曰

夷齊食之三年顏邑不異武王誠之不食

而死廣志曰薇葉似萍可食利人也

海藥云

　謹按廣州記云生海池澤中爾

　雅注云薇水菜主利水道下浮

　腫潤大腸

無風獨搖草帶之令夫婦相愛生嶺南頭

如彈子尾若鳥尾兩片開合見人自動故

曰獨搖草

海藥云

　　謹按廣志云生嶺南又云生大

泰國性溫平無毒主頭面遊風

遍身癢貪汁淋蘸陶朱術云五

月五日採諸山野徃徃亦有之

零餘子味甘溫無毒主補虛强腰脚益腎

食之不饑曬乾功用强於薯蕷有數種此

則是其一也一本云大如雞子小者如彈

尤在葉下生

百草花主百病長生神仙亦煑花汁釀酒

服之異類云鳳剛者漁陽人也常採百花

水漬封泥埋之百日煎爲丸卒死者内口

中卽活鳳剛服藥百餘歲入地肺山列仙

傳云堯時赤松子服之得仙

紅蓮花白蓮花味甘平無毒久服令人好

顏邑變白却老生西國胡人將來至中國

也

旱藕味甘平無毒主長生不饑黑毛髮生

太行如藕

羊不喫草味苦辛溫無毒主一切風血補

益攻諸病煑之亦浸酒生蜀川山谷葉細

長在諸草中羊不喫者是

萍蓬草根味甘無毒主補虛益氣力久食

不饑厚腸胃生南方池澤大如荇花黃未

開前如箕袋根如藕饑年當穀也

石藥主長年不饑生太山石上如花藥爲
丸散服之今時無復有王隱晉書曰庾袞
入林廬山食木實餌石藥得長年也

仙人草主小兒酢瘡煮湯浴之酢
瘡頭小而硬小者此瘡或有不因藥而自
差者當舟毒入腹必危可預飲冷藥以防
之兼用此草洗瘡亦明目去膚醫挼汁滴
目中生階庭間高二三寸葉細有鴈齒似

離禺草北地不生也

會州白藥主金瘡生膚止血碎末傅瘡上

藥如白歛出會州也救窮草食之可絕穀

長生地肺山大松樹下如竹出新道書

地肺山高六千丈其下有之應可求也

草豉味辛平無毒主惡氣調中益五臟開

胃令人能食生巴西諸國草似韭豉出花

中人食之

陳思岌味辛平無毒主解諸藥毒熱毒丹
毒癰腫天行壯熱喉痹蠱毒除風血補益
已上並煑服之亦磨傅瘡上亦浸酒出嶺
南一名千金藤一名石黃香今江東又有
千金藤一名烏虎藤與陳思岌所主頗有
異同終非一物也陳思岌蔓生如小豆根
及葉辛香也
千里及味苦平小毒主天行疫氣結黃癉

癉蟲毒煑服之吐下亦搗傅癒蟲蛇犬等

咬處藤生道傍籬落間有之葉細厚宣湖

間有之

孝文韭味辛溫無毒主腹內冷脹滿泄痢

腸澼溫中補虛生塞北山谷如韭人多食

之能行云昔後魏孝文帝所種以是爲名

又有山韭亦如韭生山間治毛髮又有石

蒜生石間又有澤蒜根如小蒜葉如韭生

平澤並溫補下氣又滑水源又有諸葛亮

也

韭更長彼人食之是蜀魏時諸葛亮所種

倚待草味甘溫無毒主血氣虛勞腰膝疼

弱風緩羸瘦無顏色絕傷無子婦人老血

浸酒服之逐病極疾故名倚待生桂州如

安山谷葉圓高二三尺八月採取

雞侯菜味辛溫無毒久食溫中益氣生嶺

南顧廣州記曰雞侯菜似艾二月生宜雞

羹故名之

桃朱術取子帶之令婦人爲夫所愛生園

中細如芹花紫子作角以鏡向旁敲之則

子自發五月五日收之也

鐵葛味甘溫無毒主一切風血氣羸弱令

人性健久服風緩及偏風並正生山南峽

中葉似枸杞如葛黑色也

伏雞子根味苦寒無毒主解百藥毒諸熱

煩悶急黃天行黃疸疸瘡瘻中惡寒熱

頭痛馬急黃及牛疫並水磨服生者尤佳

亦傅癰腫與陳家白藥同功但霍亂諸冷

不可服耳生四明天台葉圓薄似錢蔓延

根作鳥形者良一名承露仙

陳家白藥味苦寒無毒主解諸藥毒水研

服之入腹與毒相攻必吐疑毒未止更服

亦去心胸煩熱天行瘟瘴出蒼梧陳家解

藥用之故有陳家之號蔓及根並似土瓜

緊小者艮冬春採取一名吉利菜人亦食

之與婆羅門白藥及赤藥功用並相似葉

如錢根如防巳出明山

龍珠味苦寒無毒子主疔腫葉變白髮令

人不睡李邕方云主諸熱毒石氣發動調

中解煩生道傍子圓赤珠似龍葵但子熟

畤赤耳

本草品彙精要卷之七